Alimentos que le hacen perder peso

El efecto "anticaloría"

por el Dr. Neal Barnard

Todos los derechos reservados. Publicado en los Estados Unidos por
The Magni Group, Inc., P.O. Box 849
McKinney, TX 75069

*Recetas tomadas del libro Judy Brown's Guide to Natural Foods Cooking,
por Judy Brown y Dorothy R. Bates*

Diseño interior por Barbara McNew
Impreso en los Estados Unidos

Décima Edición

ISBN 1-882330-10-2

Tabla del Contenido

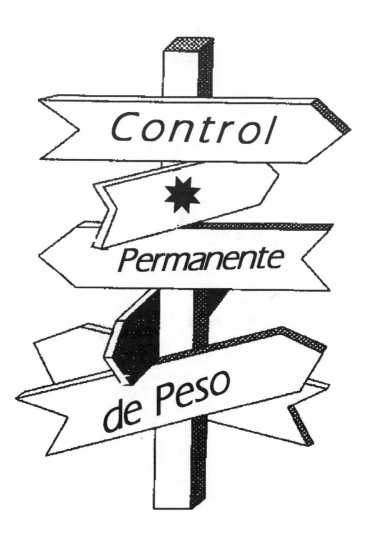

Introducción

Este libro ofrece un nuevo enfoque para el control del peso. Si su meta es tener una figura más delgada y tener más energía que la que ha tenido en años, entonces este programa será más efectivo que cualquier dieta que usted haya tratado. Este programa no es una dieta. Este es un programa comprensivo que tiene como resultado mejor control del peso que las dietas tradicionales.

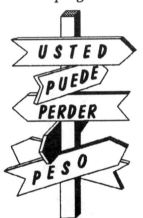

Este programa hace uso de todos los factores conocidos para promover un control de peso permanente y saludable. Usted aumentará el ritmo de su metabolismo al seleccionar mejor los alimentos, al cambiar de alimentos grasosos densos en calorías a alimentos con un mejor valor nutritivo y también implantar otras maneras de quemar calorías con mayor efectividad.

Este libro fue escrito porque la mayoría de las dietas no han tenido mucho éxito. Muchas son simplemente muy débiles para obtener resultados. Otras utilizan un "enfoque de formula artificial" con la que nadie puede vivir de manera permanente. Estas dietas pueden causar una disminución de peso fenomenal por pocas semanas, seguidas de un incremento de peso considerable que puede sobrepasar el peso original. Estos resultados desalentadores son causados por el pobre diseño de estas dietas.

Existe una manera mejor. Por años, los investigadores han utilizado diferentes tipos de dietas para mejorar la salud, tales como las dietas para ayudar a las personas a perder peso, bajar los niveles del colesterol o para tratar diferentes problemas de la salud. De esos estudios se ha esclarecido que existen ciertos factores que son críticos para el control del peso a largo plazo.

Por ejemplo:

✧ Ciertos alimentos aumentan las reservas de grasas, en tanto que otros no causan ningún aumento.

✧ Ciertos alimentos alteran su metabolismo para que las calorías disminuyan con mayor efectividad.

✧ La pérdida de peso debe ser gradual y no repentina.

✧ Y lo más importante, un menú que sea bajo en grasas, rico en fibras y carbohidratos y modesto en proteínas es extraordinariamente poderoso para el control del peso.

Examinaremos éstos y muchos otros factores en más detalle.

Las dietas tradicionales se enfocan principalmente en las cantidades de alimentos ingeridos. El nuevo enfoque que utilizamos en este programa está en el tipo de comida que forma parte de nuestro régimen alimenticio. Esto es considerablemente más importante que la cantidad. En otras palabras, *usted puede comer hasta satisfacerse y todavía puede perder peso.* Olvídese de las porciones pequeñas. Si usted lo considera difícil de creer, tome en cuenta los estudios al respecto. Muchos estudios clínicos han examinado las dietas que se basan en porciones reducidas y las otras que se basan en el cambio del tipo de comida, pero no en la cantidad. El resultado es que *el tipo de comida que usted consume es más importante para el control permanente del peso que el tamaño de la porción.* De hecho, las dietas de porciones pequeñas, en realidad pueden afectar su capacidad para quemar calorías. Las investigaciones también han demostrado que las personas delgadas en realidad comen más en comparación con la mayoría de las personas que sufren de sobrepeso. En este programa nosotros vamos a enfocar la dieta hacia aquéllos alimentos que estimulan su metabolismo y que no aumentan con facilidad la cantidad de grasa en el cuerpo.

También existen factores específicos que hacen más fácil el proceso del cambio de dieta. Una dieta que más éxito tiene a largo plazo, es más gratificadora que una que rinde solamente resultados modestos y a corto plazo. Por lo tanto, este programa fue diseñado para ser lo más efectivo posible.

También tendremos la oportunidad de tratar nuevos tipos de alimentos. Esto no sólo es divertido, sino que es un paso crítico en el desarrollo de un cuerpo nuevo. El probar las comidas es la verdadera práctica de las teorías acerca de la pérdida de peso. Usted conocerá nuevos alimentos específicos, incluyendo menús, recetas y listas de compras. Además, veremos las diferentes maneras de incluir a nuestros familiares y amigos. Ellos son nuestros aliados en los cambios que hacemos en la vida. Veremos como, al ayudarlos, nos ayudamos a nosotros mismos.

Cuando usted ponga este programa a trabajar, usted podrá tener un cuerpo tan delgado como la naturaleza lo designó para usted.

Como Usar Este Programa

Este programa se divide en cuatro partes

Conceptos Básicos

Primero, siéntese cómodamente en una silla y lea la Primera Parte. En esta sección usted aprenderá los conceptos básicos que son esenciales para un programa de adelgazamiento permanente.

Programa Progresivo

La Segunda Parte se inicia con un programa progresivo que incluye nuevos alimentos para probar, recetas y un programa simple para la actividad física. Usted puede fácilmente anotar su progreso en un diagrama.

Mantenimiento del peso

La Tercera Parte acelera el programa con información avanzada para solidificar sus logros.

Menús y Recetas

La Cuarta Parte le provee con más recetas saludables para hacer del comer un deleite.

Obtenga el máximo beneficio de este programa. No tratamos de buscar atajos para brindarle esta información, por lo tanto no busque atajos para ponerlo en acción.

Usted puede hacerlo con éxito. Sea paciente y no se apure. A usted le tomó tiempo aumentar de peso; de la misma manera le tomará tiempo perderlo. Una rápida pérdida de peso puede resultar nuevamente en un aumento de peso, por lo tanto, disminuya esos kilos gradualmente. Estamos seguros que usted va a estar feliz con su nueva personalidad.

Nota

Este libro no tiene la intención de eliminar el consejo médico.

✧Si usted tiene cualquier malestar físico o se encuentra bajo medicamento, usted debe consultar con su médico antes de hacer cualquier cambio substancial en su régimen alimenticio. Los cambios dietéticos algunas veces pueden alterar el resultado de un medicamento o pueden tener otros efectos importantes.

✧Usted debe consultar con su médico antes de cualquier incremento substancial en su actividad física, si tiene más de cuarenta años o si tiene cualquier malestar físico.

✧ Si usted está embarazada o lactando, o si sigue este programa estrictamente por más de tres años, entonces tome diariamente 3 microgramos de suplemento de vitamina B12.

I PARTE

Conceptos Básicos

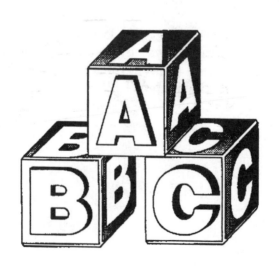

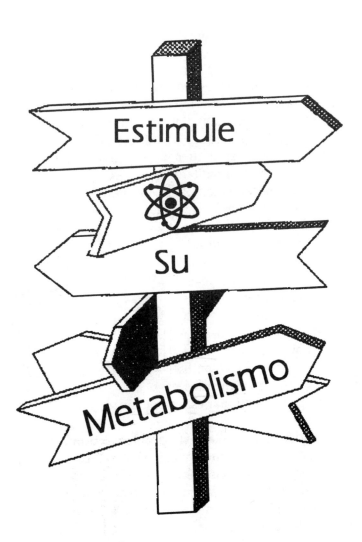

Conceptos Básicos

Necesitamos pensar de una manera diferente cuando tratamos de perder peso. Olvídese de las dietas tradicionales. Hay muy buenas razones por la cual no funcionan bien. Su cuerpo no fue diseñado recientemente. El cuerpo humano tomó forma hace millones de años, mucho antes de que las dietas fueran inventadas. En aquellos tiempos, la escasez de alimentos significaba sólo una cosa: hambre, y si el cuerpo no podía hacerle frente a esta disminución, el resultado era catastrófico. Por eso hemos creado mecanismos para conservar la salud en caso de una disminución en la cantidad de alimentos ingeridos. Estas defensas funcionan automáticamente. Cuando usted lleva a cabo una dieta baja en calorías, usted sabe que lo está haciendo para perder peso, pero su cuerpo no lo sabe. Su cuerpo sólo entiende que usted tiene hambre y por lo tanto activará varios mecanismos biológicos para solucionar esta situación.

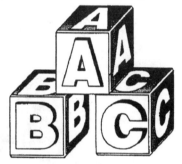

Para aprender como evitar este problema, primero veamos como nuestro cuerpo quema las calorías. La velocidad a que su cuerpo quema las calorías se conoce como el ritmo del metabolismo. Algunas personas tienen un "metabolismo rápido" y queman muchas calorías en poco tiempo. Estas personas, por lo regular son delgadas. Otras personas tienen un ritmo de metabolismo más lento y les cuesta más trabajo permanecer delgadas. Su metabolismo es igual a la proporción en que un automóvil consume combustible. Cuando el automóvil no se encuentra en movimiento consume cierta cantidad de combustible. Cuando se encuentra en movimiento, consume más y cuando acelera cuesta arriba, utiliza aún más combustible.

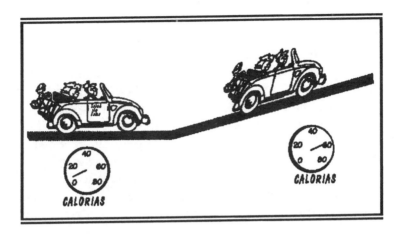

Nuestro cuerpo funciona de la misma manera. Quemamos ciertas calorías cuando nos encontramos descansando o durmiendo porque toma cierta energía mantener la temperatura normal del cuerpo y mantener el funcionamiento de nuestros pulmones, corazón, cerebro y otros órganos. Cuando nos mantenemos activos, mientras más agotadoras sean las actividades, más calorías quemaremos.

Las Dietas Disminuyen el Ritmo del Metabolismo

El punto que debemos recordar es que el ritmo de su metabolismo puede ser modificado. Durante un periodo de hambre o dieta, el cuerpo disminuye su metabolismo. El cuerpo no entiende el concepto de la dieta. Recuerde que para su cuerpo una dieta representa hambre y no sabe por cuánto tiempo este periodo de hambre se prolongará. Debido a ésto, el cuerpo trata de conservar la grasa, al igual que un automovilista que se está quedando sin combustible y trata de conservarlo. Trate de recordar lo que pasó la última vez que usted se encontraba manejando en una autopista y de repente se dió cuenta que el automóvil marcaba que el tanque de combustible estaba vacío. Seguramente usted no aceleró el automóvil más de lo necesario, manejó cuidadosamente, paró el motor en las luces de alto para conservar combustible hasta que llegó a una estación gasolinera.

Su cuerpo hace lo mismo cuando se reduce el consumo de alimentos. Baja el ritmo del metabolismo para ahorrar grasa lo más que pueda hasta que el periodo de hambre pase, porque la grasa es la reserva de combustible del cuerpo. Esto resulta muy frustrante para las personas que hacen dietas. Ellos muchas veces encuentran que a pesar de que comen muy poco el cuerpo no baja de peso con facilidad. Peor aún, el ritmo disminuido del metabolismo puede continuar más allá del periodo de dieta, algunas veces semanas, de acuerdo a estudios realizados en la Universidad de Pensilvania y en otros lugares.1 Por esa razón fácilmente y con rapidez la grasa es acumulada nuevamente después del periodo de dieta. Esto causa el familiar fenómeno del yo-yo en el cual las personas que hacen dietas pierden algo de peso y luego recuperan más peso que el que tenían originalmente.

He aquí el primer paso para mantener alto el ritmo de su metabolismo:

Asegúrese de que su dieta tenga por lo menos 10 calorías por libra de su peso ideal. Esto significa que si usted quiere pesar 150 libras (65 kg) su menú diario debe contener por lo menos 1500 calorías. La perdida del peso será gradual, pero usted no disminuirá el ritmo de su metabolismo y por lo tanto podrá mantener su progreso.

Calorías Mínimas Por Día			
Peso Ideal	x	10 calorías	= Calorías
120 libras(50Kg)	x	10 calorías	= 1200 calorías ✳
150 libras(65 Kg)	x	10 calorías	= 1500 calorías
180 libras(78 Kg)	x	10 calorías	= 1800 calorías

Evitando Comer en Exceso

Existe otro problema cuando la comida es escasa. No sólo disminuye el ritmo del metabolismo para conservar energía sino que también se prepara para aprovechar la ventaja máxima de cualquier fuente de comida disponible. Cuando hay comida disponible, existe una gran tendencia a comer de más; esto se conoce como el fenómeno del *"comedor restringido"*. Usted conoce el patrón. Usted ha estado haciendo dieta por varios días y de repente alguien trae a casa una caja de helado/nieve. Usted decide que un poquito no le hará daño, pero cuando menos acuerda se ha terminado todo el helado/nieve. Entonces usted se regaña a sí mismo por su falta de "fuerza de voluntad". La verdad es que el problema no es la falta de fuerza de voluntad, sino de una programación biológica innata del cuerpo humano.

La dieta activó el plan "anti-hambre" que todo cuerpo tiene. Su cuerpo asumió que cualquier alimento que encontrara sería la única fuente de calorías que usted podría obtener por un buen tiempo, por lo tanto comió lo más que pudo.

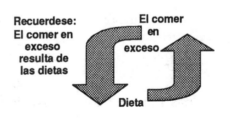

Recuerdese: El comer en exceso resulta de las dietas

No es una cuestión de debilidad o glotonería. El cuerpo humano tiende a comer mucho más después de períodos de hambre.

Por una razón similar, es mejor no eliminar las comidas. El eliminar el desayuno y el almuerzo lo lleva a comer de más en su próxima comida. Por lo tanto, coma regularmente y evite las dietas muy bajas en calorías.

Bulimia - El comer en exceso o con un apetito insaciable, frecuentemente seguido de una purga - casi siempre empieza con una dieta. Y a medida que el comer en exceso se inicia, la vergüenza y el secreto le siguen. Si ésto le ha pasado, recuerde que el comer en exceso no es una falta moral. Es una consecuencia natural biológica de las dietas.

Hacer dietas es un pasatiempo casi universal en los Estados Unidos y la bulimia es una epidemia en desarrollo. Desafortunadamente, a los niños se les cría con un menú que es casi seguro que hará que muchos de ellos aumenten de peso. La tendencia cultural en los países occidentales, en las últimas décadas, ha enfatizado las carnes, productos lácteos, fritos, papas/patatas fritas y otros alimentos altos en grasa. Esto, combinado con un estilo de vida sedentario es una predicción de que muchas personas sufrirán de sobrepeso. Por error, creen que el problema radica en la *cantidad* de alimentos que comen en vez del *tipo* de alimento. En lugar de abandonar aquéllos alimentos perjudiciales, simplemente comen menos. Inician una dieta restrictiva. El resultado natural es la disminución del ritmo del metabolismo, antojos y comidas en exceso. La mayoría de las comidas en exceso no tendrían lugar si las dietas fueran reemplazadas por una mejor selección de alimentos y una disminución lenta y consistente de peso, en lugar de una perdida rápida de peso.

Eliminar las comidas y optar por porciones pequeñas no son soluciones efectivas para un programa de control permanente y por lo tanto no son parte de este programa.

Un Menú Optimo Para Perder Peso

Ahora que usted ya sabe qué hacer, vamos a elaborar un programa que elimine los kilos y que no permita volver a aumentarlos. La base de éste programa es la manera de comer que promueva el control del peso naturalmente, sin tener que contar calorías ni comer porciones pequeñas.

Veamos primero *los carbohidratos*. La sustancia blanca almidonosa que vemos dentro de una patata/papa es en su mayoría carbohidratos complejos. Este es simplemente un término químico para aquéllas moléculas compuestas de varios azúcares naturales entrelazados. Cuando usted se come una patata/papa, los carbohidratos son separados en azúcares simples, que luego son absorbidos y utilizados por el cuerpo. El arroz, trigo, avena y otros granos son ricos en carbohidratos complejos, así como los frijoles y casi todos los vegetales.

En el pasado, la mayoría de las personas creían que los alimentos que contienen almidón eran grasosos. Ellos evitaban comer las papas/patatas, arroz, pan y pasta, ricos en carbohidratos. Las personas tomaban una papa/patata asada, que sólo tiene 95 calorías, le ponían mantequilla, algunas veces crema agria, queso rallado o pedazos de tocino. A medida que ganaban peso le echaban la culpa a la papa/patata. Pero ahora sabemos que lo que es grasoso no es la papa/patata, sino los ingredientes grasosos que le agregamos encima.

- ✧ Los alimentos ricos en carbohidratos son en realidad bajos en calorías.
- ✧ Un gramo de carbohidrato (cerca de 1/30 onza) = 4 calorías.

Por tal razón, una rebanada de pan sólo tiene 70 calorías y una mazorca de maíz sólo 120. Una pechuga de pollo, la cual no contiene carbohidratos, tiene alrededor de 386 calorías. En contraste, los alimentos ricos en almidón son bajos en calorías.

Compare ésto con los alimentos grasosos. Un gramo de grasa tiene nueve calorías, más del doble del contenido de calorías de un carbohidrato. Los alimentos ricos en carbohidratos sólo llevan exceso de calorías cuando son cubiertos con alimentos grasosos.

Veamos un ejemplo con alimentos actuales: usted está planeando una cena para dos. Un rico espagueti con algunos vegetales frescos, quizás una copa de vino. Una taza de espagueti cubierto con 1/2 taza de salsa de tomates tiene cerca de 200 calorías. Pero si decidimos agregar carne molida a la salsa, veamos que pasa: el contenido del espagueti repentinamente es de 365 calorías. La grasa de la carne molida tiene un alto contenido de calorías.

Veamos otro ejemplo: una media taza de puré de papas/patatas tiene 70 calorías. Si le agregamos una cucharada de mantequilla aumentamos 108 calorías. En el proceso, una comida baja en calorías se convierte en una comida con un alto contenido de calorías, pero las papas/patatas, espagueti, panes, etc. ricos en carbohidratos no lo son.

Alimentos y Condimentos Grasosos

Papa/patata (1 mediana) = 95 calorías
Papa/patata (1 mediana) + Mantequilla (1 cda.) = 203 calorías
Papa/patata (1 mediana) + Mantequilla (1 cda.) + Queso (1 oz.) = 317 calorías

---

Existe una ventaja de los granos enteros sin procesar, como el arroz, cereal o maíz, en comparación con los granos que se han convertido en harina (ej. pan o pasta). Algunas evidencias demuestran que tendemos a extraer más calorías de las variedades molidas, quizás porque el proceso de "digestión" se ha iniciado.

Existen otras virtudes importantes de los carbohidratos. No se pueden agregar *directamente* a sus reservas de grasa. No contamos con ninguna "área de almacenamiento de carbohidratos" en nuestra cintura o muslos. Si el cuerpo pudiera almacenar la energía de los carbohidratos en las grasas, tendría que convertir químicamente las moléculas de carbohidratos en grasas. Este proceso consume una buena cantidad de calorías. Como resultado:

✧

Las calorías de los carbohidratos no tienden a incrementar la grasa del cuerpo al igual que el mismo número de calorías de las grasas.

✧

Además, *los carbohidratos estimulan el metabolismo.* Las comidas que contienen vegetales tienden a aumentar el ritmo del metabolismo ligeramente. He aquí como funciona: los carbohidratos se descomponen en diferentes azúcares. Los azúcares hacen que se libere la insulina, la cual dirige la producción de dos hormonas naturales, la noradrenalina y la hormona tiroideas (T3). Ambas, la noradrenalina y la Tiroideas estimulan el metabolismo y hacen que las calorías sean quemadas con mayor efectividad.

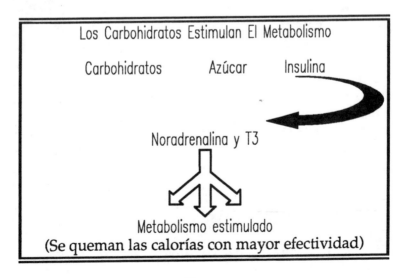

Los Carbohidratos Estimulan El Metabolismo

Carbohidratos   Azúcar   Insulina

Noradrenalina y T3

Metabolismo estimulado
(Se queman las calorías con mayor efectividad)

Por lo tanto, los alimentos ricos en almidón son bajos en calorías, no pueden ser agregados a la grasa del cuerpo y ayudan a estimular su metabolismo de tal manera que las calorías pueden ser quemadas más rápidamente.

✧ Los vegetales ricos en carbohidratos, frijoles y granos, son los mejores amigos de cualquier persona que esté tratando de rebajar algunos kilos.

He aquí el punto crítico:

✧ Los carbohidratos complejos se encuentran solamente en las plantas.

Productos de granos tales como el pan, espagueti y arroz, se encuentran cargados de carbohidratos. Los frijoles y vegetales también tienen un alto contenido de carbohidratos. Sin embargo, no existen carbohidratos complejos en el pollo, pescado, carne, puerco, huevos o productos lácteos. Mientras más productos de origen animal usted coma, menos vegetales ricos en carbohidratos usted consumirá. Por esta razón, los programas de control de peso más efectivo utilizan menús vegetarianos.

Los alimentos de origen vegetal tienen un beneficio adicional: la fibra. Los granos, frijoles y vegetales contienen fibra que nos ayuda a sentirnos llenos y satisfechos. La fibra es lo que las personas solían llamar forraje o sea la parte de las plantas que resiste la digestión en el intestino pequeño. El valor de la fibra no fue apreciado hasta recientemente y por eso era eliminada por los métodos de refinamiento. El resultado era pan blanco, en lugar de pan integral; arroz blanco en lugar de arroz integral. Los productos horneados eran empacados con más calorías y resultaban ser menos satisfactorios que si les hubieran dejado la fibra que tenían. La fibra agrega esa textura abundante a las comidas, pero virtualmente no tiene calorías.

Así como los carbohidratos complejos, la fibra se

encuentra solamente en las plantas. Los granos, tales como el trigo, avena, centeno, maíz, arroz y sus derivados tales como los panes, cereales y otros alimentos, están cargados con fibra. Los vegetales de todo tipo y las legumbres, como los frijoles, chícharos/guisantes y las lentejas, son también ricos en fibra.

Los productos animales casi no contienen fibra y cuando se incluyen en la dieta, el contenido de fibra es reducido. Los Norteamericanos consumen sólo un promedio de 10 a 20 gramos de fibra por día, que representa la mitad de lo que debemos consumir. Por supuesto que la razón es el gusto por los productos animales y productos de origen vegetal refinados, que desafortunadamente han tomado el lugar de los alimentos ricos en fibra. *Pero no piense que usted tiene que calcular su consumo de fibra.* Cuando usted centra su dieta en alimentos ricos en carbohidratos, tales como los de granos enteros, frijoles y vegetales, el contenido de fibra de su dieta aumentará naturalmente. Tal como verá en la Parte II, el resultado serán comidas que le llenarán y satisfaceran. Cuando hablamos del valor de los alimentos ricos en carbohidratos usted puede simplificarlo con sólo pensar en términos de alimentos de origen vegetal, contra de los alimentos de origen animal. Un régimen alimenticio que se basa en alimentos de origen vegetal es rico en carbohidratos y fibra. Sin embargo, los alimentos de origen animal carecen de carbohidratos y fibra. El resultado es que las dietas basadas en alimentos de origen vegetal promueven una figura delgada, mientras que los productos de origen animal promueven el sobrepeso.

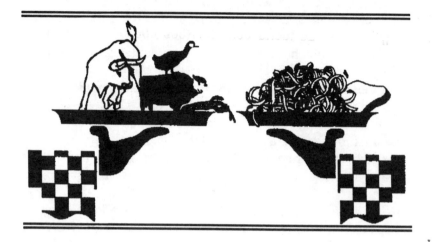

Marina
La lucha contra el sobrepeso

Mariana quería perder 13 kilos. De hecho ella quiso perder esas mismas 13 kilos por varios años. Trató varias dietas, incluyendo algunas con fórmulas para beber y también trató con píldoras dietéticas. Ninguno de estos métodos resultó efectivo a largo plazo, a pesar que aparentaban ayudarla temporalmente. Cuando yo la conocí, ella evitaba comer todo tipo de carbohidratos. No desayunaba, comía yogur y rebanadas de pavo en el almuerzo y generalmente su cena consistía en una comida dietética congelada. Su peso había sido esencialmente el mismo por varios meses.

Yo le sugerí que en lugar de evitar los alimentos ricos en almidón, ella los hiciera la base de su dieta. El desayuno debía de consistir de cereales calientes y frutas. En el trabajo ella podía prepararse una sopa/caldo instantánea. Para la cena podía preparar una olla de arroz, comer tanto como quisiera comer o si ella prefería, podía comer en su lugar papas/patatas u otros alimentos ricos en almidón. Ella también debía incluír vegetales y frijoles o lentejas en su cena. Debido a que esta "dieta" incluía una buena cantidad de comida, se preocupó, ya que pensaba que podría aumentar de peso en lugar de perderlo. Pero algunos cálculos sencillos le demostraron que el contenido de calorías de este menú era verdaderamente modesto. Ella perdió peso gradualmente, y al transcurrir diez meses, habían desaparecido los 13 kilos de peso extra.

El Efecto Anti-Caloría

Muchas personas todavía creen que el número de calorías en cualquier alimento les dice que tan grasoso es ese alimento. Por ejemplo, una taza de arroz tiene cerca de 220 calorías. Tres rebanadas de salchichón también tienen 220 calorías. Por lo tanto, algunas personas asumen que estos dos productos tienen el mismo efecto en su cintura.

Sin embargo, no lo tienen. La misma cantidad de calorías que provienen del salchichón y el arroz tienen efectos diferentes. Como regla general, el salchichón tiende a ser más grasoso, mientras que el arroz no lo es.

— El arroz provee calorías para mantener las funciones del cuerpo y teóricamente es imposible que las calorías no utilizadas se transformen en grasa. Por consiguiente, el número de calorías del arroz es menos grasoso que el mismo número de calorías del salchichón u otras carnes o alimentos grasosos. El arroz - como todos los alimentos ricos en carbohidratos, tiene una manera natural de *reducir* las calorías que están disponibles para ser almacenadas como grasa.

Usted puede considerarlo como un "efecto anticaloría". Uno de los conceptos más emocionantes en la ciencia del control del peso en muchos años, es el hecho de que ciertos alimentos en realidad pueden ayudarle a *perder* grasa.

Por ahora no debe ser una sorpresa para usted que los alimentos ricos en carbohidratos sean alimentos poderosos para el control del peso. Pero veamos qué significa realmente el "efecto anticaloría". Luego hablaremos acerca de 20 alimentos que motivan este efecto y los cuales usted puede comer con libertad. En realidad, existen mucho más de 20 y para cuando usted termine con este libro, espero que haya superado la noción tradicional de contar calorías y limitar el tamaño de las porciones. La clave no es qué tanto come, sino el tipo de alimentos que usted come.

Cuando usted piense en carbohidratos, piense por ejemplo en arroz. Un grano de arroz es una semilla designada por la naturaleza para originar una nueva planta de arroz. El interior rico en almidón del grano de arroz, consiste principalmente de carbohidratos complejos que nutren a la semilla a medida que germina y crece. Lo mismo sucede con los frijoles, papas/patatas, manzanas y muchas otras plantas. El interior rico en carbohidratos provee con nutrientes a las pequeñas plantas en crecimiento.

Durante millones de años los humanos y otros primates han tomado de la tierra frutas de los árboles y raíces y han aprovechado la capacidad nutritiva de los carbohidratos. Lo más notable es que estos alimentos proveen energía con una tendencia relativamente pequeña a aumentar de peso. En muchos países Asiáticos, por ejemplo, donde el arroz es todavía el centro de la dieta y se consume una cantidad inmensa de este alimento las personas tienden a permanecer delgadas.

Mientras que los carbohidratos proveen al cuerpo con calorías, también tienen maneras de contrarrestar el almacenamiento de algunas de estas calorías en forma de grasa y también motivan la reducción de calorías almacenadas.

Primero vimos al principio, que un número considerable de calorías en los carbohidratos son utilizadas cuando los carbohidratos se transforman en grasa. Permítame darle algunos números: por cada 100 calorías de carbohidratos que su cuerpo trata de transformar en grasa, se pierden 23 en el proceso de transformación de las moléculas de carbohidratos en grasa. Eso significa que de 220 calorías en una taza de arroz, cerca de 50 calorías son utilizadas solamente en el proceso químico. Por lo tanto, los productos (pan, pasta, etc.) a base de granos integrales (arroz, cereales o maíz) en lugar de los refinados en harina, también causan que se liberen menos calorías.

Pero ésto es sólo el principio. Debido a que los carbohidratos motivan el metabolismo del cuerpo, se queman más calorías a medida que se aumenta el metabolismo. El efecto del aumento del metabolismo *causa que se quemen más calorías de todos los alimentos que usted come.*

Cuando ésto sucede, estas calorías no pueden ser transformadas en grasas.

Este efecto es similar al del automóvil en reposo. Mientras más se acelere, más combustible será consumido, habrá menos combustible en el tanque, menos combustible podrá ser derramado en el suelo y menos combustible podrá ser utilizado en el futuro porque ha sido consumido.

Otra parte del "efecto anticaloría" de los carbohidratos es que son parte de la dieta que le dicen al cuerpo cuando ha ingerido suficiente comida. Su cuerpo no sólo pone atención a la cantidad que ha comido. En realidad tiene un mecanismo para controlar la cantidad de carbohidratos ingeridos. Cuando tiene suficientes carbohidratos, la sensación de hambre se reduce. Los carbohidratos son la señal que el cuerpo necesita. Si hay una buena cantidad de carbohidratos en su plato, usted tendrá la tendencia de comer para sentirse satisfecho y dejar de volver a llenar su plato con comida. El azúcar natural en las frutas, llamado fructuosa, también tiene un efecto que reduce el apetito.

Esto significa que si usted incluye en sus comidas una cantidad generosa de arroz, papas/patatas, frijoles, frutas y otros alimentos ricos en carbohidratos, las calorías de las chuletas de puerco, aceite de la ensalada y otros alimentos grasosos no pasarán por su tenedor.

¿Cómo obtiene este "efecto anticaloría"? Usted no lo obtendrá con un bistec o pollo frito, porque virtualmente no hay carbohidratos complejos en el pescado, pollo, carne, leche, huevos o cualquier otro producto animal. Los carbohidratos complejos se encuentran solamente en las plantas. Los granos, vegetales y frijoles se encuentran cargados de carbohidratos. Es por eso que los alimentos vegetarianos son tan poderosos para el control permanente del peso.

Si usted así lo desea, se puede olvidar de los términos técnicos tales como "carbohidratos". Siempre y cuando su dieta esté compuesta de granos, frijoles, vegetales y frutas, en lugar de productos de origen animal, su dieta estará rica en carbohidratos.

20 Alimentos Que Usted
Puede Comer En Porciones Ilimitadas

A continuación le proporcionamos una lista de 20 alimentos que usted podrá comer con libertad en porciones muy generosas. A menos que haya saciado su apetito, usted podrá comer todo lo que desee. De hecho, como usted ya ha aprendido, existen más de 20. Una advertencia: disfrute de estos alimentos pero sin incluir mantequilla, margarina o productos grasosos. ¡Las grasas engordan!

Maíz	Apio
Arroz	Guisante
patata/papa	Coliflor
Lechuga (todas las variedades)	Piña
Brócoli	repollo/col
Zanahoria	Naranja
Frijol negro	Manzana
Frijol/judías	Toronja
Espinaca	Plátano
Lenteja	Avena

Suprimiendo las Grasas y Aceites

He aquí la parte más importante de nuestra prescripción para los alimentos:

- ✧ Suprimir las grasas y aceites
- ✧ Las grasas y aceites contienen grandes cantidades de calorías.
- ✧ La grasa en las comidas se transforman en kilos.

Las grasas son las que contienen más calorías en los alimentos que comemos. Como se mencionó anteriormente, un gramo de grasa o aceite contiene nueve calorías. Esto es cierto en todos los tipos de grasas y aceites, incluyendo la grasa de la carne y pollo, el aceite de pescado y vegetal y cualquier otro tipo de grasa y aceite.

En la edición del mes de mayo de 1991 del American Journal of Clinical Nutrition, los investigadores de la Universidad de Cornell publicaron los resultados de un experimento fascinante. Los investigadores sometieron a varios voluntarios a diferentes dietas durante varias semanas. Encontraron que aquéllas personas que consumieron alimentos bajos en grasas y con un alto contenido de carbohidratos, perdieron peso continuamente, sin limitar la cantidad de alimentos ingeridos. Sin embargo, aquéllos que mantuvieron una dieta alta en grasa no pudieron perder peso efectivamente, aún cuando comían porciones reducidas. Un fenómeno similar fue encontrado por el Dr. T. Colin Campbell del China Health Study, quien coordina una investigación masiva y aún en progreso. Su equipo encontró que la población China tiene un dieta muy rica en carbohidratos con enormes cantidades de arroz. Ellos consumen pocos alimentos de origen animal y por lo tanto incluyen poca grasa en su dieta. En general, su dieta contiene más calorías que la de la mayoría de los Americanos, sin embargo se mantienen más delgados. Esto se debe al alto contenido de carbohidratos en su dieta y a que se mantienen activos físicamente, de lo cual hablaremos más adelante. El primer punto que queremos enfatizar es la necesidad de cambiar, de alimentos ricos en grasa a los ricos en carbohidratos.

Existen diferentes tipos de grasas. La categoría de la que más hablan los nutricionistas es la de las grasas saturadas, que son comúnes en los productos de origen animal y se encuentran en estado sólido a temperatura ambiental, y las grasas no saturadas que son comúnes en los aceites vegetales y a su vez se encuentran en estado líquido a temperatura ambiental. Los diferentes tipos de grasas tiene diferentes tipos de efectos en su nivel de colesterol. Pero,

❖ Para controlar el peso tenemos que tener cuidado con todos los tipos de grasas.

❖ Todas las grasas y aceites tienen el mismo contenido de calorías: 9 calorías por cada gramo.

Cerca de un 40 por ciento de las calorías que la mayoría de los Americanos consumen cada día, provienen de las grasas. En un menú típico de 2000 calorías, 800 provienen de las grasas y aceites en nuestros alimentos. Si reducimos la mayoría de las grasas en nuestra dieta, podríamos reducir cientos de calorías. En otras palabras, si todos los alimentos que comemos son bajos en grasa, entonces podríamos comer más cantidad de alimentos, sin aumentar las calorías.

Debemos reducir nuestro consumo de grasa de un 40 por ciento a un 15 por ciento de las calorías que ingerimos. Una reducción substancial sería que el 15 por ciento de nuestras calorías provinieran de las grasas. Esto sería un paso fundamental en la reducción de peso y otros beneficios tremendos. Debemos embarcarnos en una misión de "búsqueda y destrucción" de grasas. *Tenga un constante cuidado con las grasas y de las dos maneras en que podemos consumirlas: grasas de origen animal y aceite vegetal.*

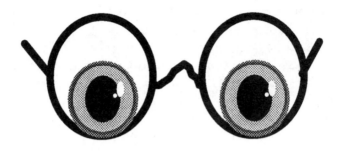

¡CUIDADO CON LAS GRASAS!

La grasa animal fue designada por la naturaleza para que actúe como un área de almacenamiento de calorías para los animales. Cuando usted come la grasa animal, usted se está comiendo todas esas calorías que fueron almacenadas. La grasa animal no sólo se encuentra en el exterior de la carne, también se encuentra entre las fibras de la carne que aparenta no tener grasa por fuera y actúa como una esponja que retiene agua. Por lo tanto, si usted come carne, está comiendo la grasa de otro animal y la concentración de calorías del mismo. Esto hará que se acumule grasa en usted. Veamos algunos ejemplos:

Imagínese que está comiendo tacos. Comparemos dos recetas para el relleno de los tacos, una hecha con carne molida y la otra con frijoles. La carne es rica en grasa, tres onzas de carne molida contienen cerca de 225 calorías. Los frijoles tienen un contenido muy bajo de grasa y tres onzas contienen tan sólo cerca de 80 calorías. Podríamos reducir cerca de dos tercios del contenido de calorías al cambiar la receta de carne a frijoles. Una gran parte de la diferencia es el alto contenido de grasa de la carne molida y el bajo contenido de grasa de los frijoles. Cerca de un 60 por ciento de las calorías en la carne molida provienen de las grasas.

Alimento	Porcentaje de caloría de grasa
Patatas/papas	menos de 1%
Guisantes/Chícharos	3%
Frijoles negros	4%
Tallarines	4%
Frijoles asados vegetarianos	4%
Arroz	menos de 5%
Coliflor	6%
Espinaca	7%
Brócoli	8%
Pan de trigo	15%
Leche entera	49%
Leche 2%	35%
Carne molida sin grasa	54%
Carne molida	60%

Esta es una carga enorme de calorías que no tiene ningún beneficio para el cuerpo, pero sí mucho daño, causando enfermedades cardiacas, incrementando los riesgos del cáncer y por supuesto, haciéndole engordar.

Veamos el contenido de grasa de varios alimentos en la gráfica que aparece aquí. Recuerde que el contenido de grasa que se muestra aquí son porcentajes de calorías y no de peso. Esta es una diferencia crítica.

La leche entera, por ejemplo, contiene 3.3 por ciento de grasa, porque contiene agua. La leche que tiene dos por ciento de grasa contiene en realidad 35 por ciento de grasa como porcentaje de calorías. En realidad, no es un producto bajo en grasa.

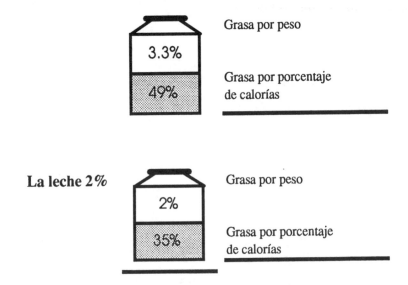

La leche entera

3.3%

Grasa por peso

49%

Grasa por porcentaje
de calorías

La leche 2%

2%

Grasa por peso

35%

Grasa por porcentaje
de calorías

La carne molida "extra magra" en realidad no es tan
magra como aparenta. El 54 por ciento de sus calorías
provienen de las grasas. Es un alimento dañino para
aquéllas personas que se preocupan por su figura. Aún la
hamburguesa McLean Deluxe de McDonald's no es un
alimento bajo en grasa. Aunque la compañía anuncie que
es "91% libre de grasa", ellos usan el porcentaje de peso y no
el porcentaje por caloría. Según el porcentaje de calorías, el
McLean DeLuxe es 49% grasa, algo que no
recomendaríamos a nadie.

A continuación le presentamos una lista de los cortes de carne más comúnes y su porcentaje de calorías:

Cortes Comúnes de Carne	
Corte	Porcentaje de calorías proveniente de las grasas
Chuck roast (espaldilla)	51%
Rib eye steak	63%
Short loin porterhouse	64%
Hotdog	82%
Salchichón	83%
La mayoría de frijoles, granos, vegetales	menos de 10%

Aunque los anuncios de la industria de la carne glorifican el bajo contenido de los cortes de carne más magros, en realidad ninguno de ellos tiene un contenido de grasa más bajo que el que encontramos en los frijoles, granos o vegetales:

Los Seis Cortes de Carne Más Magros		
Corte		Porcentaje de caloría proveniente de las grasas
Tenderloin	filete	41%
Top Loin	lomo	40%
Sirloin	solomillo	38%
Round tip	punta de aguayón	36%
Eye of round	filete de aguayón	32%
Top round	aguayón	29%
La mayoría de los frijoles, granos, vegetales		menos del 10%

Todos estos cortes de carne tienen un contenido de grasa más alto que los vegetales, frijoles, granos y frutas.

El problema con las carnes, incluyendo el pollo y el pescado, es que contienen músculos y los músculos están hechos de proteínas y grasas, no contienen fibra y virtualmente nada de carbohidratos.

Los anuncios con regularidad dicen que la carne de pollo y pescado son bajas en grasa. ¿En realidad lo son? Veamos lo mejor y lo peor de los productos derivados del pollo:

Pollo	Porcentaje de calorías que provienen de las grasas
Salchicha de pollo	68%
Pollo asado	51%
Carne blanca sin pellejo	23%
Los frijoles, granos y vegetales	Menos de un 10%

El pollo también contribuye con cerca de 85 mg. de colesterol. Además, la carne de pollo desplaza a los carbohidratos y fibras de su plato. No importa de qué manera lo prepare, nunca podrá bajar el nivel de calorías al igual que los alimentos saludables, ya que la carne de pollo, al igual que todas las carnes, contiene grasas y carece de carbohidratos complejos o fibra. *Las grasas siempre tienen más calorías que los carbohidratos.*

Algunas personas comen pescado con la esperanza de que el aceite de pescado les ayude a reducir los niveles de colesterol. En realidad, el aceite de pescado reduce los triglicéridos, pero no reduce los niveles de colesterol. Debemos recordar que los aceites de pescado engordan y al igual que los otros aceites o grasas también contienen nueve calorías por gramo.

El contenido de grasa de la carne de pescado difiere según el tipo de pescado:

Pescado	Porcentaje de calorías que provienen de las grasas
Salmón Chinook	52%
Salmón del Atlántico	40%
Pez Espada	30%
Halibut	19%
Huachinango/Pargo	12%
Lenguado	9%
Abadejo	8%

Muchos de estos alimentos son tan malos como los otros productos de origen animal. Algunos de estos productos se encuentran al mismo nivel que los vegetales, en relación a su contenido de grasa, pero ésto no los hace recomendables. Recuerde que el pescado no contiene ni carbohidratos complejos, ni fibra y tiende a desplazar estos alimentos de las comidas. Todos los productos derivados del pescado también contienen colesterol y demasiadas proteínas, (ver las páginas 48 a 51) además de problemas de contaminación. Por lo tanto, el pescado todavía no se considera un alimento saludable, aunque cierto tipos de pescado tienen un contenido de grasa más bajo que la carne y el pollo.

En resumen, las carnes, el pollo y el pescado tienen dos problemas principales para aquéllas personas que se preocupan de su peso:

Primero, como todos los músculos contienen grasa que aumentan calorías concentradas.

Segundo, debido a que los tejidos del músculo son primariamente proteínas y grasa, éstos reducen el contenido de carbohidratos y fibra de la dieta. Ellos desplazan las fibras y los carbohidratos que son esenciales para un menú que satisfaga y estimule el metabolismo.

La primera prescripción para reducir las grasas son los alimentos vegetarianos que a su vez son alimentos efectivos para el control del peso.

El segundo tema es el aceite vegetal.

✦

El aceite vegetal tiene una buena reputación porque no contiene colesterol y es bajo en grasas saturadas. Sin embargo, su contenido de calorías es el mismo que cualquier otro tipo de grasa; esto debería ser enfatisado también. Todas las grasas y todos los aceites, sin importar el tipo (manteca, grasa de puerco, grasa de pollo, aceite de oliva, aceite de pescado, etc.) se encuentran cargados de calorías: nueve calorías por gramo. Todos ellos son enemigos de aquéllas personas que quieren tener una figura más delgada.

Veamos un ejemplo de los aceites vegetales: Como usted sabe, una patata/papa es un alimento bajo en grasas y también en calorías. Solamente uno por ciento de las calorías de una patata/papa provienen de las grasas. Cuando se asa una patata/papa o se prepara como puré, no se agrega aceite extra. Pero si se corta y prepara como patatas/papa fritas en aceite, su contenido de grasa aumentará a un 40 por ciento o más. Como resultado el contenido de calorías se duplicará o triplicará.

Compare el contenido de grasa de una dona (50%) frita en aceite, al de un bollo de pan o "bagel" (8%) que no se fríe.

El buñuelo o dona tiene más de seis veces más grasa que el "bagel".

La grasa de los alimentos se agrega fácilmente a las reservas de grasa en su cuerpo.

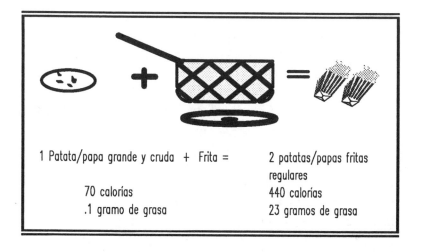

1 Patata/papa grande y cruda + Frita =

70 calorías

.1 gramo de grasa

2 patatas/papas fritas regulares

440 calorías

23 gramos de grasa

El cuerpo necesita poca o ninguna transformación de las grasas que comemos para que éstas pasen a través del aparato digestivo, al torrente sanguíneo y se almacenen en los tejidos grasosos del cuerpo. Sin embargo, la energía en los carbohidratos no puede ser almacenada con tanta facilidad como las grasas. El cuerpo tiene que llevar a cabo una cantidad considerable de trabajo antes de que esas calorías puedan ser almacenadas y se pierden muchas calorías en el proceso.

Las Grasas Son Calorías Densas	
Carbohidratos	4 calorías por gramo
Proteína	4 calorías por gramo
Grasa	9 calorías por gramo

Las Grasas y Otras Consideraciones de la Salud

Existen también otros serios problemas relacionados con las grasas. La grasa en las comidas contribuye substancialmente al riesgo de contraer varios tipos de cáncer (pecho, colon, próstata y otros), enfermedades del corazón, diabetes, cálculo biliar, así como numerosos problemas más. A pesar de que la grasa de origen animal es la peor, el aceite vegetal también incrementa los problemas de la salud.

Un menú bajo en grasa es la receta para un cuerpo delgado y saludable. Esto puede tomar tiempo para que usted se acostumbre, porque desgraciadamente la mayoría de las personas desean comer alimentos con un alto contenido de grasa. La grasa es como una sustancia adictiva. Todos tenemos la tendencia a volver a comer pollo frito, hamburguesas grasosas, patatas/papas fritas y aros de cebolla fritos, por lo tanto tenga cuidado. Es más fácil cortar este tipo de alimento en su totalidad que si ocasionalmente nos engañamos y comemos alguno de ellos.

Comiendo Alimentos Libres de Grasa.

Como vimos en la plática anterior, el cambiar nuestra dieta a una dieta libre de grasas y rica en alimentos con un alto contenido de fibra, significa alejarnos de los alimentos de origen animal. Al no comer alimentos de origen animal podemos reducir drásticamente nuestro consumo de grasa. Otro paso importante es evitar el aceite vegetal y los alimentos fritos. A continuación le damos otras sugerencias para llevarlo a cabo:

Aderezos: Los aderezos pueden estar cargados de grasa. Una ensalada hecha con una taza de lechuga romana y la mitad de un tomate contiene sólo 20 calorías, pero si le agregamos una cucharada de aderezo sucede lo siguiente:

Aderezo (1 Cda.)	Contenido de Grasa
Francés Catalina	5.5 gramos de grasa (65 calorías)
Vinagre y aceite (50/50)	8 gramos de grasa (72 calorías)
Good Season Italiano	9.2 gramos de grasa (85 calorías)

Por lo tanto, la ensalada con aderezo tiene cuatro veces más calorías que la ensalada sin aderezo.

Los aderezos bajos en grasa o sin grasa, disminuyen considerablemente el contenido de grasa. Busque este tipo de productos que ahora se encuentran disponibles en los supermercados, usualmente bajo "la sección dietética". O usted puede elegir rociar el jugo de un limón o lima como aderezo para su ensalada o vegetales. Una cucharada de jugo de limón o lima no contiene grasa y sólo contiene cuatro calorías. Usted también podrá descubrir el buen sabor que tienen las espinacas frescas, tomates, garbanzos y otros ingredientes de la ensalada, sin agregar aderezo alguno.

Productos asados: En años recientes los nutricionistas han hecho la distinción entre aceites saturados (aceite de grasa animal, tropical e hidrogenado) y los no saturados (la mayoría de los vegetales) ya que los saturados contribuyen a las enfermedades del corazón. Pero nuestra meta es adelgazar y el asunto es más sencillo: todas las grasas y aceites representan un problema. Todos están cargados de calorías. Algunos productos horneados, tales como los bollos de pan o "bagels", pretzels y muchos tipos de pan tienen un bajo contenido de grasa. Por el contrario, los croissants, pasteles, pies y galletas tienden a tener un alto contenido de grasa. Los productos empacados para el comercio incluyen una lista de ingredientes en la etiqueta del producto. Los ingredientes aparecen en orden descendente según su cantidad, por lo tanto, si el aceite es uno de los que aparece al principio, el producto tendrá más aceite que los demás ingredientes. Además, la mayoría de las etiquetas le proveen con información suficiente para que usted calcule el contenido actual de grasa utilizando la formula que aparece en la próxima página.

Todos necesitamos algo de grasa en nuestra dieta. Pero sólo necesitamos una fracción de lo que la mayoría comemos. Una cantidad pequeña de grasa se puede obtener de los granos, legumbres y vegetales. Esto es todo lo que el cuerpo necesita. Los niños pueden (quizás deben) tener más grasa en su dieta. La leche materna es naturalmente rica en grasa para satisfacer las necesidades del crecimiento de los niños. El proceso natural de amamantamiento se encarga de eliminar este nutriente cuando ya no es necesario.

Cómo Calcular el Contenido de Grasa de los Alimentos

¿Cuánta grasa hay en los alimentos que comemos?

Lo que en realidad importa es el porcentaje de calorías que provienen de las grasas. (El porcentaje de grasa por peso no es importante, porque puede ser eliminado por el contenido de agua del producto).

Algunos fabricantes incluyen una lista con las cantidades de los porcentajes, pero si no la incluyen, esto es fácil de calcular. Tome nota de la información que aparece en el paquete, vea el número de gramos de grasa de una ración. Multiplique por nueve (cada gramo de grasa contiene nueve calorías), luego divida por el número de calorías por ración y por último multiplíquelo por 100.

$$\frac{\text{gramos de grasa} \times 9}{\text{calorías por porción}} \times 100 = \text{\% de calorías proveniente de las grasas}$$

Veamos un ejemplo. He aquí una etiqueta con información de las supuestas calorías de una pizza:

INFORMACION NUTRITIVA
Tamaño de la porción...1.0 oz
Carbohidratos...7.2 g
Porciones por paquete...8
Grasa...2.5 g
Calorías...65
Sodio...74 mg
Proteína...3.1 g
Colesterol...1 mg

El tamaño de esta porción es relativamente pequeño, por lo tanto todas las cantidades serán artificialmente pequeñas. Pero aún así, lo importante es el porcentaje de calorías proveniente de las grasas. Una porción contiene 2.5 gramos de grasa. Si lo multiplicamos por nueve y lo dividimos entre el número de calorías por porción (65) el resultado sería .35. Entonces al multiplicarlo por 100 nos daría el 35%. Esto significa que el 35 por ciento de las calorías en este producto proviene de las grasas. Esto es mucho mejor que el pollo frito o un perro caliente, pero todavía es más alto de lo que queremos. Esta comida no es un plato saludable después de todo.

$$\frac{2.5 \times 9}{65} = .35 \times 100 = \quad 35\% \text{ de calorías provenientes de las grasas}$$

René:
Renunciando a las grasas

René se llamaba a sí mismo un "adicto a las grasas". Las patatas/papas fritas, las palomitas de maíz con mantequilla, el maní/cacahuates y aros de cebolla, eran parte de su consumo cotidiano. El tenía una figura delgada hasta que cumplió los 25 años y fue cuando su cintura empezó a expandirse gradualmente. Ahora que tiene 40 años, también tiene 9 kilos de sobrepeso. Su consumo diario de alimentos grasosos tenía un efecto predecible.

El no consideraba dejar de comer ningún alimento por completo. Pero como un experimento, decidió hacerlo por tres semanas y sólo comió alimentos vegetarianos bajos en grasa. Siguiendo varias recetas se preparó platos a base de frijoles y como complemento muchos vegetales. No había límites en las cantidades, pero sí restringió por completo todo tipo de aceite, margarinas, aderezos y cualquier tipo de carne o productos lácteos. Después de tres semanas había perdido 1 kilo y medio. Esto no fue una reducción sensacional, pero se dió cuenta que había perdido el deseo de comer comida grasosa y ahora la asociaba con su problema de sobrepeso. Decidió tratar este nuevo método de alimentación por tres semanas más. Después de las tres semanas había perdido 2 kilos más y un mes más tarde había perdido otros 2 kilos más. Ahora René pesa lo mismo que pesaba cuando estaba en la universidad.

Su amigo Morris siguió el mismo programa. Pesaba 120 kiloss cuando empezó. Sin limitar las calorías, perdió 35 kilos. Su novia usó el mismo método y bajó de 65 a 52 kilos.

Substitutos de las Grasas

Recientemente, en las noticias han surgido substitutos químicos de las grasas. La sustancia Simplesse, elaborada por la compañía NutraSweet es hecha a base de una proteína que simula la textura de la grasa en la lengua. Debido a que cambia su consistencia cuando se calienta, Simplesse sólo puede ser utilizada en alimentos que no son horneados o fritos. Olestra es una sacarina poliéster elaborada por Procter and Gamble. Fue diseñada para que tenga un sabor y textura similar a la grasa, pero no es digestible y no puede ser absorbida. Su seguridad es tema de disputa, ya que algunos consideran que Olestra causa el cáncer y problemas en los riñones.

A mí me es imposible entusiasmarme con estos productos. Al igual que los dulcificantes artificiales, su seguridad es todavía incierta. Además, ellos mantienen presente el sabor y la textura de la grasa en lugar de ayudar a alejarnos del sabor de la grasa.

Los alimentos vegetarianos con bajo contenido de grasa son ideales para reducir el contenido de grasa de nuestra dieta. Los alimentos vegetarianos obviamente se encuentran libres de grasa animal que impregna la carne de res, pollo y pescado. El alejarnos de los alimentos fritos y aceites es la otra mitad de la ecuación. El espagueti con salsa de tomate, los burritos de frijoles, los curries de vegetales, las patatas/papas horneadas y las ensaladas son algunos ejemplos de alimentos deliciosos con bajo contenido de grasa.

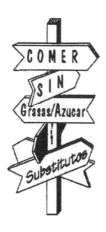

Verifique su Conocimiento

Hagamos un repaso. De cada par de alimentos que aparecen a continuación escoja el alimento con el contenido de grasa más bajo. Usted encontrará la respuesta a continuación. No omita esta sección. Es fácil, pero importante.

¿Qué tiene menos grasa?

1. Pollo frito vs. carne de res asada
2. Carne de res magra vs. carne de pollo magra
3. Carne de pollo casi magra vs. frijoles vegetarianos horneados
4. Carne de res magra vs. arroz
5. Carne de pollo magra vs. patata/papa
6. Espagueti con salsa de tomate vs. un plato preparado de espagueti con albóndigas.
7. Espagueti con salsa de carne vs. espagueti con salsa de tomate
8. Taco de carne de un restaurante vs. burrito de frijoles de un restaurante.
9. Queso Cheddar vs. pan
10. Mantequilla de maní/cacahuate vs. arroz
11. Helado/nieve vs. gominola o "jelly beans"

12. Patata/papa asada vs. patata/papa frita
13. Dona vs. bollo de pan o "bagel"

Respuestas

(Las cantidades representan el porcentaje de calorías que provienen de las grasas):

1. 1.Carne de res asada (38%) tiene menos grasa que el pollo asado (50%), pero ambos son alimentos con alto contenido de grasa.
2. Carne de pollo magra tiene un 20% de grasa y tiene menos que la carne de res magra (29% grasa), aunque ambos tienen un alto contenido de grasa cuando las comparamos con los granos, frijoles, vegetales y frutas.
3. Los frijoles vegetarianos horneados (4% grasa) tienen mucho menos grasa que la carne de pollo más magra (20%).
4. El arroz (0.8%) tiene mucho menos grasa que la carne de res más magra (29%).
5. Una patata/papa (1%) tiene mucho menos grasa que la carne de pollo más magra (20% grasa).
6. El espagueti con salsa de tomate (6%) tiene mucho menos grasa que la comida preparada de espagueti con bolas de carne de Lean Cuisine (23%).
7. El espagueti con salsa de tomate (6%) tiene mucho menos grasa que el espagueti con salsa de carne (35%).
8. Un burrito de frijol de un restaurante (31%) tiene menos grasa que un taco de carne de un restaurante (50%). Un burrito hecho en casa puede tener aún menos grasa.
9. El pan (0.8%) tiene mucho menos grasa que el queso Cheddar (74%). La mayoría de los quesos tienen un alto contenido de grasa.
10. El arroz (0.8%) tiene mucho menos grasa que la mantequilla de maní/cacahuate (78%)

11. Las gominolas o "jelly beans" (8%) tienen mucho menos grasa que el helado/nieve (48%), aunque ambos tienen un alto contenido de azúcar.
12. Una patata/papa asada (1%) tiene mucho menos grasa que una patata/papa frita (47%).
13. Un buñuelo o "bagel" (8%) tiene mucho menos grasa que una dona (50%).

Los alimentos ricos en carbohidratos son vitales para un control de peso a largo plazo. Haga la prueba de carbohidratos que aparece abajo:

¿Qué tiene más carbohidratos?
1.   Un filete de pescado vs. brócoli
2.   Pan vs. carne de res
3.   Leche vs. patata/papa
4.   Queso vs. arroz

Respuestas:
(Las cantidades son dadas en porcentajes de calorías provenientes de los carbohidratos):

1. El brócoli tiene un 78% de carbohidratos. Un filete de pescado no tiene carbohidratos.
2. El pan tiene un 75% carbohidratos. La carne de res no tiene carbohidratos.
3. Una patata/papa tiene un 93% de carbohidratos. La leche tiene 30% de carbohidratos en forma de azúcar simple.
4. El arroz tiene más carbohidratos (89%) que el queso (1%).

¿Qué Sabemos Acerca de la Proteína?

La proteína es el tema de muchos mitos. En resumen la proteína es lo siguiente: Las dietas con un alto contenido de proteínas son peligrosas. Las fórmulas de muchas dietas hacen énfasis en los alimentos con un alto contenido de proteínas y contienen muy pocos carbohidratos. Este tipo de dieta no es una fórmula para el éxito. Pueden causar una pérdida rápida y temporal de agua. Pero generalmente el peso se presenta de nuevo rápidamente.

Además, existe un serio peligro con las dietas altas en proteínas: la osteoporosis y enfermedades de los riñones. El adelgazamiento de los huesos de la osteoporosis es una epidemia en los E.E.U.U. y la proteína aparentemente ha tenido mucho que ver con esto. Las dietas con un alto contenido de proteínas provocan que se pierda calcio en la orina. Esto ha sido demostrado repetidamente en estudios científicos. Cuando una persona consume alimentos con un alto contenido de proteína, especialmente la proteína animal, provoca que se elimine calcio. Por ejemplo, si a los voluntarios se les da comidas con un contenido substancial de carne y más tarde se le examina la orina, a menudo se encontrará calcio en la orina. Debido a que los Americanos tienden a comer carne a diario es muy común que estén eliminando calcio rutinariamente. El calcio no proviene de la carne. ¡El calcio proviene de sus huesos!

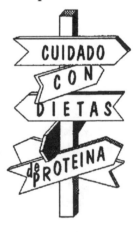

Existen varias teorías que los científicos han utilizado para explicar lo anterior. Los aminoácidos que componen las proteínas liberadas, cuando la proteína es digerida, haen que la sangre sea ligeramente más ácida. Para compensar esta acidez el calcio es liberado de los huesos y finalmente es expulsado por medio de la orina. Además, las proteínas que provienen de la carne tienen un alto contenido de lo que conocemos como aminoácidos que contienen sulfuro. Se sospecha que los aminoácidos son responsable de la eliminación del calcio de los huesos.

Mientras que muchos crecimos con la noción de que debíamos consumir suficiente proteínas, el hecho es que consumimos demasiadas. Nuestro cuerpo sólo necesita una fracción de lo que generalmente consumimos. Cuando comemos dos o tres veces más de la cantidad de proteínas que el cuerpo puede utilizar, la mayoría se descompone y es expulsada. Este proceso no solamente interfiere con el balance de calcio del cuerpo, sino que también puede causar que los riñones trabajen excesivamente. El exceso de aminoácidos actúa como un diurético que incrementa el flujo de la orina. Los aminoácidos eventualmente descomponen la urea, que también actúa como un diurético. El efecto global es forzar a los riñones a trabajar más duro de lo que deberían. Las nefronas, que son las unidades de filtración de los riñones, gradualmente se deterioran en el proceso.

Necesitamos proteínas en nuestra dieta, pero no en grandes cantidades. El problema de la pérdida de calcio y daños en los riñones no le ocurre solamente a aquéllas personas que consumen grandes cantidades de proteínas, sino también a aquéllas personas que consumen carne de res, pollo y pescado con regularidad.

El mejor consejo en cuanto a las proteínas, es consumir alimentos provenientes de las plantas. Un menú variado que incluya granos, frijoles y vegetales contiene una cantidad más que suficiente de proteínas que la que necesitamos los humanos. No hay necesidad de combinar las proteínas con cuidado. Cualquier variedad de alimento proveniente de las plantas le proveerá con suficiente proteína. Cuando incluímos las carnes, el contenido de proteína aumenta a más de lo que el cuerpo puede manejar con seguridad. Por ejemplo, si usted se come una porción de roast beef de 7 onzas usted consumirá 62 gramos de proteína. Esta porción contiene más proteína que la que se recomienda para todo un día (de 44 a 56 gramos, dependiendo de su edad y nivel de actividad), a menos que la persona este embarazada o amamantando.

Veamos estos dos productos con un alto contenido de proteínas: la clara del huevo y la leche desnatada. Los

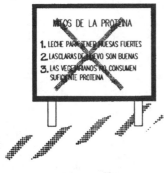

doctores han aprendido desde hace mucho tiempo que la yema del huevo se encuentra cargada de colesterol. Una yema de huevo contiene 213 mg. de colesterol (y 80% grasa). Esto representa más colesterol que un bifteck de 8 onzas. Pero mientras muchos doctores recomiendan evitar las yemas de huevo, algunos todavía recomiendan el consumo de las claras del huevo porque contienen proteína. Bueno, el hecho es que las claras contienen demasidas proteínas. Un 85% de las calorías de una clara de huevo provienen de las proteínas.

Es una cantidad exagerada que nadie necesita. (Además, la bacteria salmonela tiene una mayor probabilidad de existencia en los huevos, aún en aquéllos que tienen el cascarón intacto.)

La leche desnatada es otro alimento controversial. Debido al alto contenido de grasas saturadas de la leche entera, muchas personas han elegido los productos desnatados. El deshacerse de la grasa de los lácteos es sin duda una buena idea porque las grasas de la leche entera, mantequilla, queso, cremas y helado/nieve tienden a incrementar los niveles de colesterol y a elevar los riesgos del cáncer. Pero una vez que se elimina la grasa, la leche desnatada apenas si se puede considerar un alimento saludable. No contiene fibra, ni carbohidratos complejos, pero sí contiene una cantidad substancial de azúcar lactosa (55% de las calorías). Usualmente también encontramos la presencia de antibióticos en los productos lácteos debido a su uso rutinario en las granjas.

Si usted piensa que necesita tomar leche para tener huesos fuertes, usted ha sido una víctima más de las agresivas campañas publicitarias llevadas a cabo por la industria de los productos lácteos y que no se basan en una buena investigación científica. El hecho es que las personas que viven en aquellos países en donde se consume leche rutinariamente tienden a tener huesos más débiles que aquellas personas de los países donde se evita tomar leche. La osteoporosis tiene más probabilidades de suceder cuando se consume un exceso de proteínas en la dieta y cuando se lleva una vida sedentaria. No se debe a una "deficiencia de leche", y el consumo de la leche no reduce la osteoporosis que usualmente ocurre en las mujeres de edad avanzada.

También existe la preocupación en cuanto al tipo de proteína de la leche. Las proteínas de la leche a menudo causan alergias y otros problemas de la salud. Existen indicaciones de que las proteínas de la leche contribuyen al comienzo de la diabetes juvenil y se sabe que las proteínas especializadas de la vaca (anticuerpos) causan cólico en los bebés. Le guste o no, la naturaleza hizo la leche de vaca para los terneros y no para la gente.

Evite las Bebidas Alcohólicas

En general, las recomendaciones para la salud se encuentran divididas en lo que se refiere al alcohol. Un consumo modesto de alcohol-uno, a dos tragos por día- no provocará problemas del corazón. Sin embargo, aún pequeñas cantidades de alcohol incrementan el riesgo del cáncer de los senos y contribuye a los defectos al nacer. Y por supuesto, un consumo más allá de lo modesto contribuye a una serie de problemas serios de la salud, accidentes, enfermedades del corazón, cáncer, desórdenes neurológicos y problemas digestivos.

¿Y qué hay del efecto en su figura? Esto no es un misterio. El alcohol engorda. Las personas que consumen cerveza, vino y bebidas mezcladas de manera regular, consumen una carga extra de calorías tal como se muestra abajo:

Bebida	Caloría
Vino (4 oz.)	85
Cerveza ligera (12 oz.)	100

Estas cantidades no se las presentamos para que usted se las memorice, sino para demostrarle que el alcohol en estas bebidas contiene una alta cantidad de calorías.

Lo importante acerca del alcohol, no es el contenido de calorías, sino más bien que *el alcohol agrega más calorías a las que ha consumido, en lugar de desplazarlas.* Por ejemplo, si usted se come tres palillos de pan antes de la cena, probablemente comerá menos. Las 150 calorías del pan desplazarán casi la misma cantidad de alimento que usted hubiera comido más tarde. Pero con el alcohol no se tiene este mismo mecanismo de compensación. Si usted reemplaza los palillos de pan por la cerveza, ésta también contiene 150 calorías y las calorías del alcohol no se compensan ya que es muy probable que usted no comerá menos porque tomó la cerveza. Las calorías del alcohol se *agregan* a lo que usted ha comido.

Existe la presunción de que aunque las bebidas gaseosas contienen la misma cantidad de calorías que la cerveza (una lata de cola contiene cerca de 155 calorías), éstas se compensan más tarde, no así con las calorías de las bebidas alcohólicas, ya que las calorías en las bebidas gaseosas vienen del azúcar. Las calorías de los tragos mezclados es posible que no tengan el mismo efecto que el de las calorías del alcohol, que se multiplican. Esto no implica recomendación para los refrescos de cola o tragos mezclados. El punto es que el alcohol realmente agranda su cintura. Para los alcohólicos el efecto es diferente. Los alcohólicos por lo general comen menos que los que no lo son y carecen de una mayoría de nutrientes.

Dulces y Dulcificantes

Los azúcares concentrados, tales como los caramelos duros son sólo trozos de azúcar simple y carecen de fibra y agua. Por lo tanto, es la concentración de más calorías que también podemos encontrar en una fuente de carbohidratos. Si usted consume grandes cantidades de alimentos azucarados, tales como los caramelos y sodas, usted estará consumiendo más calorías de las que su cuerpo necesita.

Pero aún así, los azúcares no tienen tantas calorías como las grasas. Si usted no controla la cantidad de grasa que come no tiene caso que se preocupe por el azúcar.

A menudo, el azúcar no es el problema principal con los dulces. En las galletas, pies y tortas, puede encontrarse mucho azúcar, pero también suele haber una gran cantidad de grasa.

Dulces	Porcentaje de Calorias Provenientes de la Grasa
Helado Haagen-Dazs	57%
Barra de Chocolate	50%
Galletas Chips Ahoy	42%
Pastel de Chocolate	40%

Cuando seleccione alimentos dulces escoja aquéllos que tienen la menor cantidad de grasa. ¿Qué le parece una deliciosa fruta como postre? Y las sodas deben ser reemplazadas por agua o vinos con gaseosa.

Olvídese de los azúcares sintéticos. Ellos no son la solución a los problemas de sobrepeso. Ante todo, no parecen tener mucho poder para ayudarle con el control del peso. Cuando se usa un dulcificante artificial, en lugar de una cucharadita de azúcar, ahorra sólo 16 calorías. Pero sólo dos gramos de grasa contienen más calorías que una cucharadita de azúcar. No queremos decir que usted debe consumir azúcar, sino que los azúcares sintéticos representan una desviación del verdadero problema que para muchas personas es el contenido de grasa en la dieta.

Es de importancia saber que los azúcares sintéticos son venenosos. Hemos visto ésto una y otra vez. La sustancia Cyclamates puede causar cáncer. Lo mismo es cierto de la Zacarina, aunque ésta todavía se encuentra en el mercado con etiquetas de advertencia en cada paquete. La sustancia Aspartame, comercializada bajo el nombre de NutraSweet tiene sus propios problemas. Hay evidencia substancial que liga a la sustancia Aspartame con una variedad de efectos en el cerebro. Los dolores de cabeza son comúnes y en la actualidad existe un debate científico acerca de los efectos de la sustancia Aspartame como causante de ataques de epilepsia. Los niños y bebés en desarrollo dentro de la matriz pueden sufrir daños cerebrales si son expuesto a la sustancia Aspartame. Yo no veo ningún valor en los azúcares sintéticos.

Verifique su Conocimiento

Conteste a todas las preguntas. No omita ninguna. Las repuestas aparecen más adelante.

1. ¿Cómo afectan las bebidas alcohólicas el problema del peso?
2. ¿Qué problemas son causados por las dietas que contienen mucha proteína?
3. ¿Tienen mucha grasa los pies y galletas?
4. ¿Cierto o falso: En lo que concierne a las proteínas, mientras más consumimos es mejor.
5. ¿Cierto o falso: Las personas vegetarianas obtienen suficiente proteínas sin necesidad de combinar cuidadosamente los alimentos.

Respuestas:

1. El alcohol contiene calorías y no se las compensan comiendo menos cantidad.
2. La osteoporosis y problemas de los riñones.
3. Sí.
4. Falso. Necesitamos proteínas y la cantidad en los alimentos que provienen de las plantas es suficiente. El agregar alimentos altos en proteínas no es saludable.
5. Cierto.

Cuidado con Comer en Exceso

La mayoría de las personas que tienen sobrepeso no comen en exceso. La mayoría come menos que las personas delgadas. Pero existen algunas personas que comen en exceso. Por varios motivos estas personas comen más de la cuenta. Es importante identificar si usted es un miembro de esta minoría de personas con sobrepeso para que aprenda a hacer algo al respecto. Veamos las tres razones principales de las personas que comen en exceso:

1. El fenómeno de la dieta restringida: Tal como vimos anteriormente, una razón principal para comer en exceso es el haber estado bajo una dieta restringida y muy baja en calorías. Esto puede afectar a cualquiera, aún a las persona que nunca han tenido la tendencia a comer en exceso por cualquier razón psicológica. La clave, por supuesto, es evitar los regímenes muy bajos en calorías que tienden a provocarle que coma en exceso.

2. El comer como respuesta a una emoción: Hágase las siguientes preguntas:

✧ ¿Es la comida la respuesta correcta a la tensión?
✧ ¿Come usted aún cuando no tiene hambre?
✧ ¿Come usted durante todo el día?

Si la respuesta es sí a cualquiera de estas preguntas, entonces esta sección puede ser para usted.

Algunas personas comen cuando se encuentran tensas. La depresión, ansiedad, sentimientos de dolor, ira o tristeza usualmente las llevan a la cocina. Esto es fácil de identificar y un poco más difícil de remediar. No espere solucionar ésto buscando en el fondo de su psiquis. Por ahora usted necesita hacer un plan para compensar esta tendencia.

Anticipe que tarde o temprano, le guste o no, usted se disgustará o pondrá triste o se frustrará por algún motivo y planee tratar estos sentimientos de otra manera. ¿Existe alguien con quien pueda hablar o llamar? Si el comer le consuela, ¿qué otro tipo de consuelo podría encontrar? Por ejemplo, ¿existen ciertos lugares, fotografías, libros o ropa que también le pudieran consolar?

Trate las emociones de manera inconsistente con el comer. Por ejemplo, si usted planea reunirse con una amistad, escoja a alguien que no esté preocupado en comer y elija un lugar en donde no habrá comida - reúnase en el parque o la oficina, en lugar de un restaurante. Luego, a medida que se llega la hora de la comida, primero llénese de alimentos saludables.

Algunas personas usan el sobrepeso como defensa.

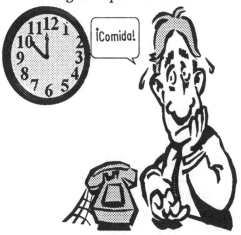

Un cuerpo pesado le puede ayudar a defenderse de la intimidad o cualquier otro encuentro que provoca ansiedad. La mayoría de las personas con sobrepeso no caen en esta categoría, pero si usted cae en ella, le sería beneficioso reconocerlo.

¿Come usted porque se encuentra aburrido? Todos necesitamos diferentes formas de nutrimiento: amistades, retos intelectuales, actividades físicas, romance, retos y éxitos en nuestras vidas, descanso y sueño. Cuando éstos se encuentran ausentes, la comida se convierte en el substituto más fácil. ¿Está la comida ocupando el lugar de algo más?

Si usted dice que come en exceso, pero que lo hace porque la comida tiene buen sabor, sería bueno examinar qué otra cosa llena su vida. Si su vida está llena de aburrimiento, entonces la comida podría ser lo más emocionante en su vida. Es importante ver que es lo que le previene de no llevar a cabo otras actividades que hacen de la vida lo que es.

3. Necesidad de carbohidratos: Existe un grupo de personas que tienen una necesidad particular de carbohidratos. Esto no se debe a su sabor; los alimentos pueden ser dulces o con almidón. Aparentemente, ésto se debe a un efecto que los carbohidratos tienen en la química del cerebro. Los carbohidratos estimulan la química del cerebro llamado serotonin, que tiene un papel importante en las funciones del cerebro, incluyendo el sueño y la regularización del humor. La mayoría de los antidepresivos incrementan los niveles de serotonin en el cerebro. Una teoría es que las personas que tienen una necesidad de carbohidratos tienen niveles bajos naturales de serotonin y por lo tanto tienden a deprimirse. Comen grandes cantidades de carbohidratos porque sienten que les ayudan a sentirse mejor.

Esa es la teoría. He aquí la función química: En el cuerpo, los carbohidratos se transforman en azúcares que estimulan la secreción de insulina. La insulina es una hormona producida en el páncreas. Ella ayuda a sacar el azúcar fuera del torrente sanguíneo y llevarla a las células del cuerpo. Pero ésto no es lo único que hace la insulina. La insulina también ayuda a los aminoácidos, que son la base de las proteínas, sacándolas del torrente sanguíneo y llevándolas a las células. Por lo tanto, después de una comida rica en carbohidratos, la insulina saca el azúcar y aminoácidos de la sangre y los lleva a las células del cuerpo.

Ahora veamos una parte interesante: A medida que la insulina transporta los aminoácidos, deja atrás un aminoácido particular llamado tryptophan. El tryptophan se queda atrás porque se adhiere a las moléculas más grandes. Sin los demás aminoácidos a su alrededor, el tryptophan tiene menos competencia para llegar al cerebro. Por lo tanto el tryptophan pasa al cerebro, en donde se convierte en serotonin, que más tarde altera el humor y causa somnolencia.

Los Carbohidratos Favorecen al Sueño Incrementando la Cantidad de Tryptophan en el Cerebro

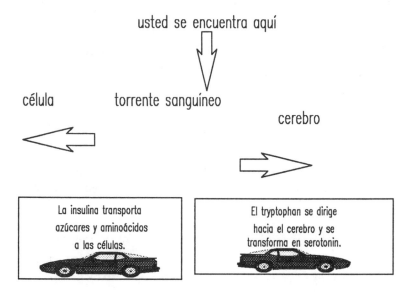

usted se encuentra aquí

célula   torrente sanguíneo

cerebro

| La insulina transporta azúcares y aminoácidos a las células. | El tryptophan se dirige hacia el cerebro y se transforma en serotonin. |

A fin de cuentas, las comidas ricas en carbohidratos incrementan la cantidad de serotonin en el cerebro. Las personas con necesidad de carbohidratos tienden a deprimirse en los meses del invierno, cuando los días son más cortos. Los alimentos pueden ayudarles a normalizar la química de sus cerebros.

No hay nada malo con una dieta rica en carbohidratos. Como hemos visto, los carbohidratos son muy importantes. La clave está en seleccionar alimentos ricos en carbohidratos complejos, tales como arroz y otros granos, frijoles y vegetales, en lugar de los dulces y mezclas de azúcar y grasa que en realidad aumentan su cintura.

El Papel de la Actividad Física

Nuestro estilo de vida cada día es más sedentario. Hemos eliminado la mayoría de las actividades físicas que mantienen nuestra sangre en movimiento como cuando éramos jóvenes y que hacía que nuestros antepasados se mantuvieran en buenas condiciones. Hay cuatro razones por la cuales es muy importante volver a incorporar las actividades físicas en nuestra vida:

1. Los movimientos queman calorías

   Cada movimiento que usted hace, ya sea un pestañear o levantar un piano, hace que usted queme calorías. Mientras más movimiento haga, más calorías quemará.

2. Las actividades físicas con regularidad estimulan su metabolismo.

   Las calorías son quemadas con mayor rapidez cuando usted ejercita y aún después, por un periodo de tiempo.

3. La actividad física le ayuda a preservar la masa muscular.

   Los tejidos musculares tienen un metabolismo rápido y pueden quemar las calorías ingeridas mucho mejor que los tejidos grasosos. Si sus músculos disminuyen por la inactividad, su cuerpo quemará menos calorías por hora.

4. La actividad física ayuda a controlar el apetito

   Veinte minutos de ejercicio antes de comer le ayuda a reducir el apetito ligeramente. Esto es cierto para las actividades que calientan el cuerpo tales como, jugar tennis, correr o bailar. (Algunas personas experimentan un incremento en el apetito después de los ejercicios que refrescan el cuerpo, tales como la natación). Desafortunadamente, es posible que las personas con sobrepeso experimenten menos cambio en el apetito inducido por el ejercicio que las personas con peso normal, esto se debe a un mecanismo que ayuda a las personas a permanecer delgadas en lugar de ayudar a las personas a adelgazar.

Las actividades físicas ofrecen numerosos beneficios, tales como la reducción del peligro de enfermedades del corazón y cáncer, nos da más energía y una visión positiva hacia la vida. Usted se dará cuenta que podrá dormir profundamente cuando su cuerpo se encuentra cansado por el ejercicio. Como consecuencia, el dormir mejor le hará sentirse capaz de cuidarse a sí mismo. Las personas que sufren de un cansancio crónico tratan de engañarse con todo tipo de indulgencias, incluyendo las comidas no saludables, que no son tan importantes cuando estamos bien descansados.

¿Cuanta Actividad?

Empecemos con una caminata de media hora todos los días o si usted prefiere, una hora tres veces a la semana. Escoja un lugar para caminar que sea de su gusto. Disfrute del paisaje, los sonidos y olores.

Siéntase libre de sustituir la caminata con cualquier otra actividad equivalente. He aquí algunos ejemplos de otras actividades físicas y el número de calorías que se queman al llevarlas a cabo:

Actividad	Calorías
Caminar media hora	120
Montar bicicleta por media hora	140
Jugar Pin Pon por media hora	210
Nadar por media hora	240
Trotar por media hora	284
Hacer jardinería por una hora	300
Jugar golf por una hora	356
Jugar tennis por una hora	456

La clave está en divertirse. Elija algo que usted disfrutará al hacerlo. Si a usted le gusta bailar, la jardinería, trotar con su perro o una caminata por el bosque, ¡entonces hágalo! Invite a una amistad si puede. Al hacer de la actividad un evento social usted disminuye las posibilidades de volver a la vida sedentaria. Use las escaleras en el trabajo en lugar del elevador.

Si usted tiene acceso a un gimnasio, encontrará todo tipo de deportes y actividades físicas que convertirán el ejercicio en un placer. Los gimnasios antiguos han sido transformados en instalaciones con diferentes actividades para satisfacer sus necesidades individuales, en un ambiente donde la actividad física es algo divertido.

Empiece lentamente, particularmente si usted no ha hecho ejercicios por mucho tiempo. Si usted es mayor de 40 años o tiene un historial de enfermedades o problemas en las articulaciones, hable con su médico antes de empezar. Recuerde hacer aquéllas actividades que en realidad le divierten.

Si usted ha estado siguiendo una dieta baja en calorías, usted debe cambiar a una dieta baja en grasas y rica en carbohidratos, sin restricciones en las calorías, antes de empezar cualquier programa regular de ejercicios vigorosos. La razón es que las dietas bajas en calorías probablemente han bajado su metabolismo. Aunque el ejercicio estimula el metabolismo de la mayoría de las personas, en realidad tiene el efecto opuesto en las personas que han estado pasando hambre. Por lo tanto, suspenda la restricción de calorías primero y después de un par de semanas empiece con la actividad física.

¿Qué hay Acerca de la Genética?

Existe un factor que no podemos controlar y es nuestra herencia genética. Le guste o no, si sus padres fueron ambos personas delgadas, usted y sus hermanos tendrán la tendencia a ser delgados. Si sus padres tuvieron tendencia a engordar, usted probablemente tendrá la misma tendencia.

También tenemos la tendencia de heredar la figura de nuestros padres. Si sus padres eran más corpulentos en la sección pectoral y abdominal (forma de manzana), entonces es probable que usted tenga esa misma silueta. Si eran más corpulentos en el área de las caderas y muslos (forma de pera), entonces es probable que usted tenga ese mismo tipo de cuerpo. Existen una gran variedad de formas y variaciones. El tamaño es más fácil de cambiar que la forma. Si usted tiene más peso en sus caderas, a medida que pierde peso usted se convertirá en "una pera delgada", pero todavía seguirá siendo una "pera".

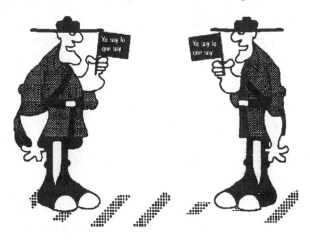

Es más fácil perder la grasa del abdomen que la de las cadera. Aunque la grasa en las caderas es más difícil de quitar, también es cierto que es menos posible que contribuya a los problemas de salud. Para determinar si usted tiene un alto riesgo de tener problemas de salud debido al sobrepeso, tome una cinta de medir y mida alrededor de su cintura y alrededor de sus caderas. Para los hombres, el riesgo de problemas de salud empieza cuando su cintura está más grande que sus caderas. Para las mujeres, los problemas empiezan cuando su cintura es más de un 80% de su cadera.

Si usted se pasa de ese punto, su problema de sobrepeso ya no será uno de cosmetología. Esto puede causarle problemas del corazón, cáncer, diabetes y toda una variedad de problemas que usted no querrá tener.

Algunas personas creen que porque existe un componente genético para nuestro tamaño y forma, no se puede hacer nada para bajar de peso. Esto no es cierto. Aunque los factores genéticos que se pasan de padres a hijos ejercen efectos importantes, nosotros no sólo le damos a nuestros hijos DNA. También le damos recetas. Le damos actitudes hacia la comida y las preferencia por ciertos tipos de alimento. También tenemos la tendencia de pasar cierto interés o desinterés hacia las actividades físicas y actitudes hacia la salud y como nuestro cuerpo luce. Todo esto puede ser modificado si no los proponemos. Existen pasos que podemos tomar para cambiar nuestro peso sin importar lo que nuestra herencia nos ha dado.

La clave en cuanto a la genética es recordar que es sólo uno de los varios factores que afectan su peso. La genética muestra su tendencia, pero dentro de esa tendencia hay muchas cosas que usted puede hacer para alcanzar el peso que usted desea.

La Vitamina B12

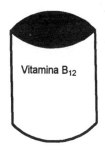

Vitamina B$_{12}$

Sólo necesitamos una diminuta cantidad de vitamina B12 para mantener saludables nuestra sangre y nervios. La vitamina B12 proviene de microorganismos tales como las bacterias y algas. En las sociedades tradicionales, la vitamina B12 es producida por las bacterias que se encuentran en la tierra y los vegetales. También se pueden obtener naturalmente en el proceso de preparación de alimentos, tales como el miso o tempeh Asiático. Los alimentos provenientes de la soya son ricos en vitamina. En el occidente, la higiene moderna y la pasteurización han eliminado estas fuentes tradicionales. Las personas que consumen carne obtienen vitamina B12 de las bacterias que se producen en el sistema digestivo de los animales y que posteriormente pasa a los tejidos de éste, pero las personas que siguen un régimen vegetariano (como yo les recomiendo) deben tomar un suplemento.

La mayoría de las multi vitaminas contienen vitamina B12. La cantidad mínima de vitamina B12 que se debe consumir diariamente es de dos microgramos. Las tiendas de productos para la salud venden marcas de vitaminas vegetarianas que no tienen extractos de leche y carne. Su

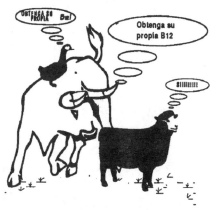

cuerpo tiene una buena provisión de esta vitamina, pero si usted ha estado bajo un estricto régimen vegetariano por tres años, debe empezar a tomar por lo menos 3 microgramos al día de cualquier suplemento de vitamina B12.

Sumario de los Conceptos Básicos

Hagámos un sumario de los puntos principales:

Dieta: Los cambios generales de la dieta son simples
✧ Coma alimentos que provienen de las plantas: granos, frijoles, vegetales y frutas.
✧ Evite los productos de origen animal.
✧ Mantenga al mínimo el consumo de aceite vegetal.

Estos pasos sencillos le ayudarán a cortar el consumo de grasa, reducir el contenido de proteínas moderadamente y estimular el metabolismo de los carbohidratos, además del consumo de mucha fibra.

✧ Evite la restricción de calorías.

A menos que usted esté consumiendo en exceso, puede disfrutar de cantidades ilimitadas de alimentos. Si usted en realidad está comiendo en exceso, necesita tratar los factores sicológicos que la motivan y le impiden tratar su cuerpo de una manera mejor.

✧ También se deben evitar los azúcares refinados y el alcohol.

No es necesario cambiar su hábitos alimenticios por el resto de su vida. Todo lo que tiene que cambiar es lo que está haciendo hoy. Y mañana, usted puede hacer la misma decisión, si así lo desea. Pero usted no necesita planear lo que comerá por los siguientes 20 años. Yo hago énfasis en esto, porque algunas veces la idea de un cambio de por vida nos puede asustar. No se preocupe por ésto. *Todo lo que usted necesita hacer es trabajar en lo que está haciendo hoy. Y si a usted le gusta, puede proseguir con estos cambios.*

Para obtener los resultados que usted desea, no trate de modificar estas normas. Si añade ocasionalmente algo de pollo o patatas/papas fritas, entonces podrá atrasar su progreso. Haga lo que sea mejor para usted.

Actividad física:
✧ Camine por una media hora todos los días o una hora cada tres días a la semana.

O reemplace la caminata por cualquier otra actividad equivalente. Diviértase. El efecto acumulativo puede ser enorme.

II PARTE

Empecemos

Empecemos
Un programa progresivo

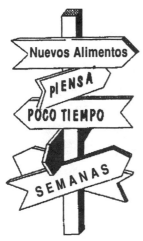

En la Primera Parte aprendimos los conceptos básicos. Ahora vamos a ponerlos en acción, probando nuevos alimentos, probando nuevas tiendas de alimentos, activando nuestros músculos y haciendo un cambio sólido en nuestras vidas.

Adaptarse a un menú nuevo y mejorado es sorprendentemente fácil. Toma poco tiempo, de tres a seis semanas, para que un hábito nuevo se haga rutina, pero pronto usted se preguntará por qué no trató de cambiar anteriormente.

Primero, dése una palmada en la espalda. Usted quería un cambio para mejorar y aquí está usted, en camino hacia su meta. Usted ya ha avanzado considerablemente al aprender cómo adelgazar. Ahora pondremos en práctica su conocimiento. He aquí como procederemos:

1ro.   Nos vamos a deshacer de todos los alimentos que tengan alto contenido de grasa y que nos han causado tantos problemas.

2do.   Buscaremos alimentos nuevos e interesantes que sean efectivos para el control permanente de su peso.

3ro.   Estableceremos un programa sencillo y

efectivo de actividad física que nos ayudará a quemar los kilos que tenemos de más.

Planeando Para Tener Exito

Una razón por la cual este programa funciona, es porque provee un programa alimenticio poderoso que está ligado a la actividad física. Pero hace algo más; toma en consideración lo que los seres humanos necesitan para hacer un cambio mayúsculo en sus hábitos alimenticios.

Enfrentémonos con lo siguiente: no siempre es fácil cambiar los hábitos alimenticios. *Pero existen ciertos factores que hacen más fácil el cambiar de hábito y que el cambio perdure.*

Recientemente revisé una serie de investigaciones, en las cuales se le solicitaba a las personas que cambiaran su dieta dramáticamente. En algunos de estos estudios los participantes cambiaron sus dietas drásticamente y en otros, apenas si cambiaron algo. Se notó claramente que los programas que lograron más cambios fueron aquéllos en que había factores a su favor. Esos factores fueron incorporados en este programa:

1. *Preguntar el nivel de cambio que usted desea.* Los doctores o investigadores que subestiman a sus pacientes dando recomendaciones mediocres, obtienen una respuesta mediocre.

2. *No solamente leer acerca de los alimentos; probarlos también.* Este será el enfoque principal de este capítulo.

3. *Buscar la recompensa máxima.* No hay nada más alentador que el éxito. Por lo tanto, este programa no únicamente hace énfasis en los alimentos, sino también hace énfasis en la actividad física divertida y diseñada para lograr lo que la mayoría de las personas desean: controlar el peso permanente.

4. *Sencillez en los alimentos.* Este programa está diseñado para que sea fácil de recordar, sin necesidad de gráficas, medidas o limitaciones en las porciones que se sirven. Las dos reglas eminentes son:

✧ No utilice productos animales.
✧ Mantenga al mínimo los aceites vegetales.

Estas simples guías son extremadamente poderosas para el control de peso a largo plazo.

5. *Disfrutar de los alimentos.* Nos referimos a la calidad y cantidad. Por lo tanto, este programa utilizará alimentos con sabor y sin restricción de calorías.

6. *Cambiar Completamente.* No se engañe a sí mismo con los alimentos. Cualquier persona que haya tratado de cambiar un hábito sabe lo que es ésto. Hablemos por ejemplo del fumar. Si las personas tratan de dejar de fumar un poco, no llegarán a ningún lado, debido a que el sabor del tabaco permanecerá siempre fresco en sus mentes. Es muy fácil incrementar la frecuencia de un hábito que no ha sido roto. Pero si lo

dejan por completo, entonces se pueden alejar del tabaco e iniciar un nuevo hábito, el hábito de no fumar. Lo mismo sucede con los alimentos. Si usted come pollo frito o papitas una vez a la semana, entonces usted se está engañando constantemente con el sabor de estos tentadores productos. Sin embargo, si usted se aleja de estos alimentos por completo, usted permite que el nuevo hábito se inicie y que la fuerza del nuevo hábito rinda sus frutos.

7. *Piense a corto plazo.* No hay necesidad de hacerse un propósito que realizará en un futuro lejano. Todo lo que usted puede controlar es lo que está haciendo ahora mismo. Por lo tanto, planee seguir este plan por tres semanas. Al final de ese periodo observe cómo se siente. Fíjese en los efectos en su cintura. Y si a usted le gusta lo que ve, puede tratarlo por 21 días más. Si usted continúa, obtendrá todos los beneficios. Si usted lo interrumpe perderá todo lo que ha ganado. Piense a corto plazo. No se atormente haciendo propósitos para un futuro lejano.

8. *Familia y amigos.* Nuestra familia come con nosotros. comen los alimentos que nosotros preparamos o preparan los alimentos que nosotros comemos. El tenerlos de nuestra parte es algo fantástico. Los investigadores que han trabajado con pacientes para modificar sus dietas han descubierto que el incluir a la familia hace una tremenda diferencia. Así que pídales que le acompañen en este programa. Quizás ellos no tengan la necesidad de hacer ningún cambio

permanente en sus hábitos alimenticios, y usted no necesita pedirles que hagan un cambio permanente. Todo lo que usted necesita hacer es pedirles que le acompañen mientras está llevando a cabo este programa. En muchos casos ellos querrán leerlo con usted. Esto sería lo ideal. Ellos también se beneficiarán con este programa. Esta nueva forma de comer no únicamente adelgaza la cintura, sino que también puede bajar el colesterol, ayudar a controlar la presión de la sangre, ayudar a prevenir el cáncer y prevenir muchos mal estados de salud, desde estreñimientos hasta várices. Por último, su familia y amigos no deben tentarle con comidas no saludables, mientras usted se encuentre trabajando en este programa, ni tampoco debe usted prepararles comidas no saludables.

Frecuentemente, las familias se aferran a viejos hábitos. Quizás querrán convencerle de no hacer cambios y le pronosticarán que no tendrá éxito. En este caso usted deberá platicar con ellos. Dígales que si en realidad se preocupan por usted, comprenderán que ésto es muy importante para usted. Entonces le ayudarán y no le estorbarán. Si usted lo hace con sinceridad, ellos se sentirán culpables y le pedirán perdón. (Usted puede sugerirles que todo se olvidará, si se encargan de hacerle sus compras).

Hágales pensar que se trata de una aventura que durará tres semanas y que incluirá nuevos platillos y alimentos exóticos de establecimientos extranjeros locales. Haga que sus hijos participen en la cocina, aprendiendo acerca de los nuevos alimentos y ayudándole a prepararlos. Mi libro anterior "The Power of Your Plate" (El Poder de su Platillo), fue escrito para aquellos miembros incrédulos de la familia. Quizás usted querrá darles una copia de este libro. Para quienes no disfrutan de la lectura, la audio-cinta "Live Longer, Live Better" (Viva Más, Viva Mejor) también se encuentra disponible.

Siga este programa al pie de la letra. **"No haga trampa"**. Usted está embarcándose en un programa poderoso y beneficioso. Déle la máxima oportunidad para que tenga éxito. Usted no merece nada menos y yo estoy seguro que usted estará muy complacido con los resultados.

Deshaciéndose de los Alimentos Indeseables

El primer paso es deshacerse de los alimentos que han sido un problema en el pasado y los cuales se cruzarán en su camino en el futuro. Usted puede tirarlos o regalarlos, pero la clave es sacarlos completamente de su casa.

Empiece después de haber comido. Es muy difícil para una persona con hambre tirar cualquier producto alimenticio, no importa que tan poco saludable éste pueda ser. Luego, busque y deshágase de los alimentos que tienen un alto contenido de grasa y los que no tienen fibra. Deshágase de los siguientes productos:

Cualquier tipo de carne, pollo o marisco

Todos los productos lácteos incluyendo mantequilla, leche o crema, yogur y queso.

Margarina

Aceite vegetal. (Sí, incluso el aceite de oliva).

Todos los aderezos para ensaladas que no estén libres de grasa.

Galletas, pasteles, pies y helados/nieves que no estén libres de grasas.

Papitas

Semillas (maní/cacahuete, almendras, etc. y

"¡Todos los alimentos indeseables para afuera por favor!"

mantequillas)
Dulces azucarados

Usted quizás notará una sensación de desahogo al eliminar estos productos no saludables. Ahora llenaremos nuestras despensas con alimentos que nos ayudarán a tener el cuerpo que deseamos.

Empezando a Conocer Nuevos Alimentos

Iremos de compras, escogeremos nuevos alimentos y aprenderemos a prepararlos. No se preocupe, son muy fáciles de preparar. Por lo pronto, nuestra meta no es convertirnos en verdaderos gourmets, sino aprender toda clase de nuevos alimentos y adaptar nuestros gustos a recetas con bajo contenido de grasas. Si usted gusta, más adelante podrá experimentar con recetas de gourmet.

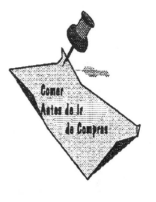

Las comidas incluidas en las siguientes páginas forman parte de un menú simple para empezar, pero es importante que usted las domine. Son poderosas para empezar a adelgazar. Algunas ya son familiares para usted; otras quizás sean nuevas. Algunas parecerán muy sencillas, pero no se desanime. Tienen un sabor delicioso y tienen una combinación excelente de factores nutritivos que hacen de ellas los alimentos más poderosos para eliminar esos kilos que están de más de manera permanente.

Esta lista de recetas hace énfasis en la conveniencia, simplicidad y tiempo mínimo de preparación. Por ejemplo, usted verá frijoles enlatados en lugar de frijoles secos. Después, quizás usted querrá usar frijoles crudos y cocinarlos usted misma, en lugar de usar los enlatados. Los vegetales congelados también son incluidos para su conveniencia. Su valor nutritivo es generalmente bueno y mejor que los vegetales enlatados.

Empezaremos con un menú para una semana. La idea es llenar su cocina con suficientes alimentos saludables para que tenga un buen inicio al adaptarse a los sabores de nuevos alimentos. También se eliminará la necesidad de salir frecuentemente de compras y estar expuesto a la compra impulsiva de productos no saludables.

La mayoría de estos productos se encuentran disponibles en cualquier tienda de abarrotes y pocos de ellos se pueden obtener sólo en tiendas de alimentos saludables. Usted se dará cuenta que no tendrá que mezclar ningún polvo de dieta y definitivamente no tendrá que pasar hambre.

Nunca vaya de compras cuando tenga el estómago vacío. Si usted lo hace se arriesga a acabar comprando, aceitunas rellenas con anchoas, un pastel de crema de coco, un pastel de chocolate y otras compras impulsivas que pueden seducir a un estómago hambriento.

Las personas alérgicas a ciertos alimentos obviamente deben evitar consumir dichos alimentos. Si usted está llevando una dieta restringida de sodio, compre aquéllos alimentos enlatados que tienen un contenido bajo de sodio o compense su contenido con menos sodio en otros alimentos. Las tiendas de alimentos saludables frecuentemente almacenan productos de bajo contenido de sodio.

Las personas que están bajo una dieta prescrita deben consultar con su médico o profesional del cuidado de la salud antes de seguir este programa. Por ejemplo, debido a que estos productos mejoran la eficacia de la insulina, las personas diabéticas pueden necesitar reducir el uso de la insulina. De manera similar, las personas con alta presión sanguínea pueden encontrar que también necesitarán menos medicamento. Las personas con un alto nivel de triglicéridos quizás necesiten limitar el consumo de frutas.

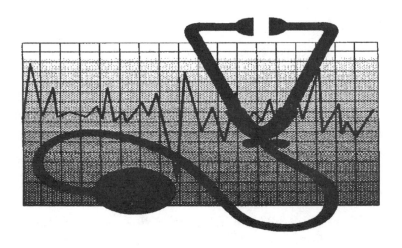

Manténgase en contacto con su médico o profesional encargado del cuidado de su salud.

Primero veamos los alimentos con los que empezaremos. Luego voy a darle una lista de compras que usted puede utilizar como guía.

Desayuno

1. *Fruta fresca:* Melón, toronja, naranja, plátano, piña o cualquier otra fruta que le guste. Esto puede ser su desayuno completo o sólo el principio.

2. *Cereal Caliente:* Seleccione de cualesquiera de los tradicionales copos de avena, granos molidos u otros cereales calientes. Los cereales que usted cocina son los mejores, pero los instántaneos son aceptables. Si usted desea agrégueles canela o pruébelos con fresas, pasas u otras frutas frescas. No utilice leche.

3. *Pan tostado de grano integral.* Cómalo sencillo o agréguele mermelada o canela. No utilice mantequilla, margarina o crema de queso.

4. *Cereal frío con leche de soya.* Seleccione cereales de grano integral. La leche de soya no únicamente está libre de grasas de animal, sino que también está libre del colesterol y la lactosa que se encuentran en los productos lácteos. Utilice únicamente leche de soya de bajo contenido de grasa (la leche de soya puede ser encontrada en cualquier tienda de comida saludable o cerca de las leche condensada en los supermercados).

5. *Frijoles negros en tostadas.* Este desayuno Latinoamericano suena algo poco común, pero puede ser popular en ambos lados de la frontera. Simplemente vacíe una lata de frijoles negros en una sartén y caliéntelos. Unte los frijoles en una tostada y colóquese encima salsa ligera o

mostaza Dijon. Una lata de frijoles negros alcanza para dos generosas servidas.

6. **Garbanzo.** Abra una lata de garbanzos y enjuáguelos. Cómalos solos o con aderezo para ensalada libre de grasa. Una lata alcanza para dos servidas generosas.

(Si usted es como yo, le sorprenderá estos dos últimos. ¡Pruébelos y seguro que los disfrutará!)

Almuerzo-Comida

A la hora del almuerzo, la conveniencia es muchas veces la clave. Los almuerzos bajos en grasas no únicamente le ayudan a adelgazar, sino también le ayudan a prevenir la fatiga que sigue después de una comida con alto contenido de grasa.

1. **Sopas instantáneas.** Las tiendas de comidas saludables almacenan una maravillosa variedad de sopas de chícharos, cuscús, sopas de tallarines y otras. Estas se pueden guardar con facilidad en su escritorio en el trabajo, ya que usted no tiene más que agregar agua. (Si usted prefiere, llene un termo con vegetales o sopa de chícharos de su casa.)

2. **Panes, palillos de pan, galletas saladas, tostadas Melba.**

3. **Bocados de Vegetales:** tomates pequeños, zanahorias pequeñas, brócoli, coliflor y aderezo sin grasa.

4. **Fruta fresca:** Disfrute de los plátanos, manzanas, peras, naranjas, etc., así como también de kiwi y

piña fresca para variar. Evite los aguacates.

5. *Emparedado:* Hágase un PLT: Pepinos, lechuga y tomate en pan integral. Agregue cebolla y mostaza, si usted lo desea. Algunas personas prefieren agregar germinados. Desafortunadamente la mayoría de los componentes de los emparedados tradicionales tienen mucha grasa. Evite las carnes de cualquier tipo, el queso, la mayonesa y la mantequilla de maní/cacahuate.

6. *Garbanzos.* Una lata de garbanzos es fácil de guardar en el cajón del escritorio en su trabajo. Simplemente enjuáguelos y sírvalos o agregue aderezo sin grasa.

7. *Las sobras de la cena o desayuno* son siempre bienvenidas. Caliéntelas en el horno de microondas, si lo desea.

8. *Si toma su almuerzo en una cafetería,* disfrute de los vegetales cocidos, las patatas/papas o la barra de ensaladas utilizando un poquito de jugo de lima, en lugar de los aderezos. Evite todas las carnes, huevos y productos lácteos y mantenga los aceite vegetales completamente al mínimo.

Cenas

Al momento de planear sus comidas, le sugiero que empiece con los vegetales; incluya generalmente dos tipos diferentes en cada comida. Luego agregue algún grano y otro almidón, como arroz, patatas/papas o pasta. Incluya un platillo de frijoles y termine con una porción de fruta.

Sea generoso con los granos y almidones y coma porciones más pequeñas de platillos con frijoles.

1. *Vegetales.* Pruebe brócoli, espinacas, zanahorias, coliflor, ejotes, chícharos, judías, coles de Bruselas, col, espárragos, almidón y cualquier otro. Cualquier vegetal fresco está bién: hojas de espinacas, zanahorias, apio, lechuga Boston u otras hojas verdes y además, cualquier otro vegetal de ensalada que se le ocurra: ají/pimiento, tomates, coliflor, etc. Si lo desea, rocíe los vegetales con un poquito de lima o jugo de limón, ajo rallado, cebolla o perejil. Evite la mantequilla o margarina, crema agria o cualquier otro artículo grasoso. No utilice aceite como aderezo o para freír. Los vegetales congelados son convenientes y similares en su valor nutritivo a los vegetales frescos; escoja aquéllos que vienen sin salsa de crema.

2. *Granos y otros almidones:*

   a. El arroz es uno de los mejores alimentos para adelgazar. Es muy bajo en calorías y muy nutritivo. Note la variedad de platillos de arroz en caja en el supermercado, tales como el arroz con curry, de grano grande, arroz silvestre, arroz integral, arroz con nuez, arroz basmati, el rissotto con tomate o arroz pilaf. Usted encontrará mezclas fabulosas de cuscús, sémola de trigo y hamburguesas vegetarianas. Evite cualquier mezcla con productos de carne o con alto contenido de grasa. En la tienda de alimentos saludables usted encontrará arroz orgánico de grano pequeño, que es una excelente opción (vea la receta en página 159). O pruebe cualquier otra variedad que usted pueda imaginar.

b.   Espagueti con salsa de tomate. El spaguetti integral es el mejor. Si usted no puede evitar el espagueti regular, considérelo aceptable por ahora, aunque la mayoría de su fibra ha sido eliminada. De las salsas comerciales de tomate, seleccione aquéllas con menor contenido de grasa.

c.   Pan. Las variedades de pan integral son siempre las mejores.

d.   Maíz. El maíz es un grano, no un vegetal. Disfrute el sabor natural del maíz sin mantequilla, margarina o aceite.

e.   Patatas/papas. Horneadas, hechas puré (las instantáneas están bien), o hervidas. Evite las papas ralladas salteadas, papitas o patatas/papas francesas. Si usted gusta, una pizca de mostaza Dijon o salsa de tomate está bién. Si le gusta la salsa en las patatas/papas, seleccione una lata de salsa de champiñones "Franco American Mushroom-Flavor Gravy". No agregue leche al puré de patatas/papas y no utilice mantequilla, crema agria, margarina, queso y otros aderezos que contienen grasa.

3. *Legumbres (frijoles, chícharos y lentejas):*

a.   Frijoles negros. Que no se le pasen éstos. Los frijoles negros son un maravilloso descubrimiento. Son extremadamente bajos en grasa, llenos de fibra y deliciosos. Agrégueles una salsa ligera o mostaza. Si los frijoles negros son algo nuevo para usted, le recomiendo enfáticamente que los compre enlatados (note que las diferentes marcas varían bastante en su contenido de sodio), en lugar de cocerlos, ya que los frijoles crudos requieren de tiempo considerable para cocerse. Si le preocupa ingerir frijoles, no se preocupe ya que para la mayoría de las personas los frijoles negros parecen no causar muchos gases.

b.   Frijoles vegetarianos horneados. Hay toda una variedad de frijoles enlatados disponibles en los supermercados y además son muy convenientes.

c.   Sopa de lenteja. Varias compañías elaboran deliciosas sopas de lentejas, con un bajo contenido de grasa. Para aquéllas personas con restricciones de sodio, las tiendas de alimentos saludables cuentan con variedades de bajo contenido de sodio.

4. *Frutas.*   Peras, cerezas, fresas, manzanas, plátanos, piñas y casi cualquier otra fruta hacen un delicioso postre o sirven de adornos para otros alimentos.

Ejemplos de Menús

Los siguientes menús en la página 86 son sugerencias para empezar comidas muy sencillas. Usted puede usarlas, modificarlas en la forma que desee (diga adiós a los productos animales o grasas vegetales que se agregan), o haga sus propios menús con las sugerencias previas. Usted se dará cuenta que son sugerencias muy básicas y que no requieren de mucho tiempo para su preparación. Esto le ayudará a empezar. Fíjese que no hay límite en la cantidad y usted no tiene que contar las calorías.

Preparación de los Alimentos

Estas comidas básicas son fáciles de preparar. Los frijoles enlatados simplemente se calientan. El arroz, los cereales calientes y vegetales congelados son cocinados de acuerdo con las indicaciones del empaque. Es fácil cocinar el arroz integral utilizando la receta de la página * 159. Los garbanzos son simplemente enjuagados y se comen sin calentar.

Usted quizás pensará que estos alimentos son demasiados fáciles, en realidad son bastante básicos. En la siguiente sección, ampliaremos nuestro repertorio culinario hasta el límite que usted necesite. Por ahora, manténgase con alimentos sencillos, mientras su cuerpo aprende a disfrutar el sabor y los beneficios de los alimentos con muy bajo contenido de grasa, altos en carbohidratos y altos en fibras.

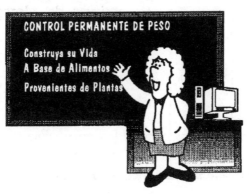

CONTROL PERMANENTE DE PESO

Construya su Vida
A Base de Alimentos
Provenientes de Plantas

Ejemplo de un Menú

Domingo	Lunes	Martes	Miercoles	Jueves	Viernes	Sábado
Desayuno						
melón avena tostadas	toronja avena tostadas	naranja cereal y leche de soya	melón cereal y leche de soya	naranja frijoles negros en tostadas	melón frijoles negros en tostadas	toronja garbanzo avena
Merienda						
sopa de lentejas tostada melba plátano	sopa instantá- nea tostada melba manzana	(CLT pág. 81) palillos de zanahoria plátano	garbanzo y pan palillos de zanahoria platano	sopa instantá- nea tostada melba manzana	sopa instantánea tostada melba manzana	sopa instantá- nea tostada melba manzana
Cena						
espagueti salsa de tomate zanahoria chícharos	frijoles negros salsa patatas /papas brócoli espinacas con lima	garbanzos arroz largo y silvestre chícharos espárragos	frijoles horneados patatas/ papas maíz brócoli	arroz con curry guisantes espinacas garbanzos	sopa de lentejas patatas /papas horneadas coliflor zanahorias	frijoles negros salsa arroz integral brócoli espinaca con lima

Lista de Compra

En esta lista se incluyen provisiones para dos semanas para una persona. Puede ser multiplicada según las cantidades necesarias.

Frijoles en lata:

Frijoles negros: 3 latas (marca baja en sodio)
Garbanzos: 4 latas
Sopa de lentejas:2 latas
Frijoles horneados vegetarianos: 2 latas

Cereales y Panes:

Avena, granos de maíz molido o cualquier otro cereal caliente: 1 paquete (de preferencia regular, instantánea es aceptable)
Cereal frío: una caja
Pan integral: 2 barras
Tostada melba o palillos de pan: 1 paquete.
Espagueti: 8 oz.

Arroz:

De grano largo y silvestre: 1 paquete
Arroz con curry: 1 paquete

Frutas frescas y vegetales:

Frutas para el desayuno (melones, toronjas, naranjas, etc.): 5
Frutas para la merienda (plátanos, manzanas, peras, etc.): 10
Zanahorias frescas (para los palillos de zanahoria): 1 paquete pequeño.

Pepino: 1
Lechuga: 1
Tomates: 2
Patatas/papas: 3, para asar (o patatas/papas instantáneas para puré)
Limas: 2, o jugo de lima embotellado
Cebolla: 1
o ajo: 1 (opcional, para dar sabor a los vegetales)

Vegetales congelados:

14 paquetes de vegetales congelados, tales como: zanahorias, coliflor, frijoles verdes, maíz, chícharos, brócoli, espárragos, espinacas y otros. Son muy convenientes y tienen casi el mismo valor nutritivo que los vegetales frescos, pero si lo desea puede usar los vegetales frescos.

Condimentos:

Salsa: 1 tarro
Mostaza Dijon: 1 tarro
Jalea (opcional para las tostadas)
Canela (opcional para las tostadas o avena)
Pasas (opcional para la avena): 1 paquete
Salsa de espagueti: 1 tarro (que tenga menos grasa)
Salsa de champiñones Franco American: 1 lata (opcional para las patatas/papas)

Productos Especiales

(Se pueden obtener en cualquier tienda de
productos saludables o en algunos
supermercados)
Leche de soya: 1 cartón
Sopas instantáneas: 4 raciones. Pruebe la de
guisantes, cuscús, tallarines, etc.
Salsa de soya baja en sodio: 1 botella.

Mientras usted se encuentra en el supermercado, vea otras salsas o condimentos: chutneys elegantes, mostazas, etc. También vea en la sección dietética los aderezos para ensaladas sin aceite.

También le sugiero que escoja una vitamina múltiple. Cualquier marca tendrá buenos resultados. No tienen que contener una potencia especial, pero seleccione una marca a la que no se le haya agregado hierro (al menos que usted haya sido diagnosticado con una deficiencia de hierro). La meta es cubrir cualquier deficiencia de vitamina que usted haya causado con dietas pasadas y asegurar una buena fuente de vitamina B12, que algunas veces nos debe preocupar. Si usted ha seguido una dieta vegetariana pura, por tres años o más, debe suplementarla con vitamina B12. Como se muestra en la página 65, esto es muy fácil de lograr.

Aunque usted encuentre todo lo que necesita en su tienda de abarrotes regular, deténgase en la tienda de alimentos saludables de su área. Usted estará fascinado de la variedad de productos maravillosos que hoy en día están disponibles sólo en estas tiendas de especialidades. Evite las tiendas que solo venden suplementos de vitaminas.

Asegúrese de no Comer en Exceso

Como dijimos anteriormente, la mayoría de las personas sobrepasadas de peso, no comen en exceso. De hecho, comen menos que las personas delgadas. Pero algunas personas consumen cantidades muy grandes de comida, no porque su cuerpo lo necesita, sino por razones psicológicas. Usted sabe si cae dentro de esta categoría, tal como lo discutimos en la Parte Primera.

Si es así, ahora es el momento de aceptar este reto. Primero, busque en el directorio telefónico si existe alguna organización que ayude a las personas con este tipo de problema. Muchas personas se han beneficiado con la ayuda de estas organizaciones. Segundo, obtenga una copia de "The Love-Powered Diet", (Dieta con el Poder del Amor) por Victoria Moran, la cual trata el problema de comer en exceso compulsivamente, desde el punto de vista de alguien que ha tenido este problema. Es posible aprender a lidiar con los alti-bajos emocionales de la vida, sin tener que caer en hábitos de auto destrucción e incluso suavizar un poco las altas y bajas.

Planee Actividad Física

Ahora la parte fácil. Planee caminar media diariamente o una hora tres veces a la semana. Eso es todo lo que tiene que hacer. Si usted lo desea, puede sustituir por cualquier actividad equivalente.

No lo haga en exceso. Muchas personas empiezan

un programa de ejercicio muy agresivamente y pronto se fastidian o se sienten desilusionadas con él. Por lo tanto, ni siquiera vamos a usar la palabra "ejercicio". La idea es disfrutar al usar nuestro cuerpo de tal manera que usted quiera seguir haciéndolo. Así que sólo vamos a caminar o si usted prefiere, montar bicicleta, jugar tennis, ir a bailar, o cualquier actividad equivalente a una buena caminata.

Primero, tome un momento y piense en su horario. ¿Cuándo puede usted escaparse de su horario libremente? ¿En la noche? ¿Temprano por la mañana? ¿Por la tarde? ¿Qué es mejor para usted? ¿Diariamente o tres veces a la semana? ¿Existe alguna actividad que a usted le gustaría sustituir de vez en cuando, o todo el tiempo?

Segundo, ¿Hay alguien que lo pueda acompañar? Si no es así, no se desanime. Muchos esposos o amigos tienen diferentes prácticas saludables. Pero las actividades que son sociales son más fáciles de mantener.

Finalmente, consulte con su doctor antes de empezar cualquier programa de ejercicios, si es usted mayor de cuarenta años o tiene cualquier problema de salud.

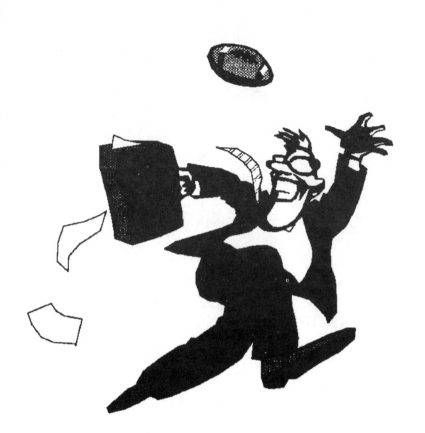

III PARTE

Face de Estabilización

Face de Estabilización

Cómo mantener el peso

Ahora usted ha cortado dramáticamente el contenido de grasa de su dieta y ha aumentado el contenido de carbohidratos y fibras. Esto le ayudará a perder de peso de una manera estable y permanente, lo cual mejorará con el ejercicio. De hecho, es como si su almacenamiento de grasa fuera una bolsa de agua gigante y usted sólo hiciera un orificio en ella; se secará lentamente, pero con seguridad.

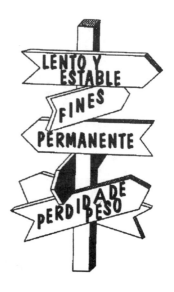

En este capítulo iremos más allá de las comidas simples que discutiremos en la Parte II y veremos cómo introducir toda una variedad ilimitada de alimentos y nuevas ideas de comida en su vida. También trataremos sobre algunos contratiempos que en algunas ocasiones se atraviesan en su camino.

Nuevas Recetas, Nuevas Comidas

Primero, abrámosle las puertas a los nuevos tipos de alimentos. La variedad de alimentos saludables es enorme, gracias a la variedad de países que tienen tradiciones culinarias muy diferentes a las nuestras y al interés, siempre creciente, en la nutrición.

Comiendo en Restaurantes

Cuando seleccione restaurantes, los mejores para comidas vegetarianas, bajas en grasas, son los chinos, japoneses y otras cocinas asiáticas, del medio oriente, hindúes, mexicanos e italianos. El viajar es un reto para aquéllos que están tratando de comer de una manera saludable, pero muchos restaurantes de comidas rápidas han respondido a la demanda con papas horneadas y barras de ensaladas. Los restaurantes de comida mexicana expresa ofrecen burritos de frijoles y en las carreteras, al viajar, podemos encontrar restaurantes que se especializan en espagueti. Traiga en su auto frutas frescas o emparedados. Cuando usted reserva un vuelo, solicite comida vegetariana o un plato de fruta; todas las aerolíneas ahora cuentan con estos alimentos.

Coleccionando Nuevas Recetas

La próxima vez que tenga la oportunidad, póngase a curiosear en su librería la sección de libros de recetas. Existe una maravillosa variedad de libros de recetas, particularmente aquéllos que ofrecen comida vegetariana. Son una mina de oro con ideas de comida. Vea las magníficas pastas, comidas del Medio Oriente, comidas asiáticas etcétera, etcétera. Algunos utilizan productos lácteos o hasta cantidades mínimas de aceites, incluso esas recetas pueden ser modificadas, como se indica en la página 98. Si usted todavía no ha visto mi libro anterior, "The Power of Your Plate" (El Poder de su Platillo), se lo recomendaría fuertemente como una gran fuente de información, con una amplia variedad de temas de nutrición, así como también muchas de mis recetas favoritas.

Nuevos Productos de Comida

Explorar nuevos productos de comida puede ser también muy agradable. Déle un vistazo a la tienda de comida saludable. Hay una magnífica variedad de productos nuevos, desde sopas de todas variedades, salsas, rellenos de emparedados, hasta exóticos platillos principales que son facilísimos de preparar. Nuevas marcas de chips de tortillas son horneadas, en lugar de fritos y no contienen aceite. En estas tiendas hay muchas variedades de arroz y otros granos sin procedimientos químicos. Ahora están disponibles bebidas deliciosas, desde aguas de sabores hasta jugos y tés.

También existe una amplia variedad de comidas de transición que no son carnes. Comidas que toman el lugar de la nieve o helado, mayonesa, perros calientes, hamburguesas, y la mayoría de otras comidas grasosas, comidas repletas de colesterol, etc. Sin embargo, estos substitutos no siempre son buenos para uso diario.

Grupos de Apoyo

Si existe una sociedad vegetariana en su área, comuníquese con ella. Estas organizaciones han estado explorando comidas saludables por años, y pueden ser una gran fuente de información.

Sofistique su Menú

En el último capítulo, trajimos a su plato comidas con gran contenido de fibra y de carbohidratos. Ahora veamos cómo mejorarlas.

Granos Enteros:

Dejemos que los granos enteros (lo opuesto a granos procesados) jueguen un papel importante en su dieta. Granos "Procesados" son molidos (ej. harina) o se les ha removido algo de la fibra (ej. arroz blanco). La evidencia indica que el grano entero produce menos calorías. Así que el arroz, los copos de avena, o mazorcas pueden producir menos calorías incluso la harina, que está hecha de grano entero. Permita que el arroz reemplace al pan.

Comidas Crudas:

Sea sumamente generoso con las verduras y frutas crudas. Mucha gente ha reportado estupendas reducciones de peso, cuando han incluido en sus dietas grandes cantidades de frutas y verduras crudas. Esto en parte se debe a que estas comidas son extremadamente bajas en grasas y altas en fibra y carbohidratos, pero quizá haya otros factores que todavía no han sido revelados. La gente con continuos problemas de peso se han beneficiado enormemente al comer más frutas y verduras crudas.

Cuando usted selecciona vegetales crudos, evite la lechuga iceberg, que en su mayoría es agua. Como ensaladas pruebe las espinacas frescas y otros deliciosos vegetales verdes del departamento de verduras. Agregue ají pimentón, brócoli, apio, zanahorias, coliflor, garbanzos cocinados, o lo que a usted más le guste. Felizmente ahora es más fácil encontrar vegetales sin pesticidas.

De nuevo, evite los aderezos que contienen aceite. Disfrute el sabor de los vegetales sin sabores artificiales.

Modificando recetas:

Las recetas que son altas en grasas pueden ser modificadas a un contenido más bajo. Usted notará que con mucha frecuencia las cantidades de aceite, agregadas a las recetas, son bastante arbitrarias. Una vez que se haya "re-programado" en relación al sabor de la grasa, usted automáticamente dejará fuera la grasa de los alimentos que prepare.

Las tiendas de alimentos saludables venden un remplazo de huevo, que baja drásticamente el contenido de grasa de los alimentos horneados. El tofú del tamaño de un huevo podrá reemplazar una receta horneada. TVP (proteína vegetal texturizada), productos de soya que se venden en las tiendas de alimentos saludables, reemplaza la carne molida con tanto éxito que muchas compañías que preparan pizza y otros usuarios de carne molida, han cambiado a este producto.

Para Freír Sin Grasa:

Si usted está friendo ligeramente en aceite, he aquí un consejo: Digamos que su receta para salsa de espagueti indica cebollas y ajos salteadas en aceite de olivo. ¿Cuántas calorías hay en tres cucharas de aceite de olivo? ¿360? En lugar de aceite use lo siguiente: ponga media taza de agua en un sartén y saltee ligeramente sus cebollas y ajos, hirviéndolos en agua a fuego lento. No obtendrá calorías adicionales y sí un sabor ligero y placentero. Los nuevos sartenes que no se pegan trabajan maravillosamente bien con este método.

Actividad y Reposo

Aumente su actividad física normalmente. Si usted está cómodo con su nivel físico actual, aumente paulatinamente el tiempo que dedica a sus ejercicios. No exagere, o se convertirá en una tarea poco agradable. Pero pase una noche adicional bailando o jugando boliche, un día en el campo de golf o caminando en el parque. La clave, de nuevo es: diversión y constancia.

Duerma lo suficiente. La gente necesita un buen reposo. Las personas que constantemente están cansadas no tienen energía para hacer ejercicios. Con mucha frecuencia se sienten tan agotadas que tratan de complacer a sus cuerpos con comida y alcohol. Nada puede sustituir a un sueño adecuado.

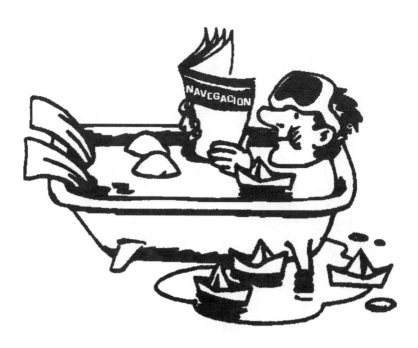

Solución de Problemas

Si hasta ahora usted no ha obtenido buenos resultados, tenga paciencia. La pérdida lenta de peso tiende a ser más permanente que la pérdida rápida.

Pero si usted no perdió nada de peso, entonces repasemos lo que es básico:

- ✧ ¿Estuvo ingiriendo algunas comidas grasosas, tales como aderezos de ensalada, mantequilla de maní/cacahuate o margarina?
- ✧ ¿Está comprando alimentos grasos como perros calientes de tofú?
- ✧ ¿Usó algún producto animal en sus comidas? Y qué me dice acerca del alcohol.
- ✧ ¿Falló algún día su actividad física regular?

Si usted tuvo problemas en algunas de estas áreas, ahora es el momento de trabajar en estos problemas? Siempre hay soluciones a éstos problemas. Siempre se encuentran soluciones a omisiones y uno se siente altamente gratificado cuando lo hace.

¿Está teniendo problemas de apegarse a las comidas saludables cuando está con amigos? Quizás es porque está esperando la aprobación de los demás y está temeroso de que no simpaticen con su nueva y saludable forma de comer. Si es así, he notado algo muy particular en años pasados. Cada vez que el tema de las comidas vegetarianas sale en la conversación o que le pregunto a un mesero sobre un plato vegetariano o espagueti, que no está en el menú, encuentro que están de acuerdo con esta forma saludable de comer. Muchos de ellos son ya vegetarianos o por lo menos reconocen que deberían serlo. Así que deje de preocuparse.

Cuando salga a comer con amigos, sugiera restaurantes italianos, chinos o mexicanos. En restaurantes estilo americano no lo piense dos veces y pida el platillo de vegetales. La Asociación Nacional de Restaurantes pidió a todos sus miembros en 1991, que incluyeran en sus menús comidas vegetarianas, debido, en aquél entonces, a que uno de cada cinco clientes, así lo solicitaba. Si usted no lo ve en el menú, de todas maneras pregunte por comidas vegetarianas.

Cuando me invitan a una fiesta, siempre digo algo semejante a: "Soy vegetariano y no quiero causarte ningún problema". ¿Y qué pasa si yo traigo algo, como un espagueti con salsa, sin carne? Invariablemente mi propuesta es rechazada porque ya planearon un platillo o dos. En otras ocasiones dicen que su hijo o esposo son vegetarianos y por lo tanto, no hay problema. Algunas personas tienen problemas digestivos. Y un cambio repentino en la dieta puede ser un reto temporal para el sistema digestivo. Si un consumidor vegetariano se convirtiera de repente en un comedor de carne, tendría que adaptarse a la dieta de un alto contenido de fibra. Cualquier cambio causaría un problema similar debido al enorme cambio dietético que podría traer consigo indigestión temporal o gas. Si esto le pasa a usted, esté alerta; es el precio temporal que está pagando por sus errores pasados.

Algunas plantas comestibles y ciertas variedades de frijoles, en particular, tienden a provocar gases. Trate de investigar cual es la comida problemática para usted. Los frijoles pintos, por ejemplo, pueden ser problema, mientras que los frijoles negros no lo son. Incluya más granos en su dieta, como el arroz y menos frijoles. Un nuevo producto llamado Beano, se vende en las tiendas de alimentos saludables y ha sido indicado como eliminador de los efectos de gases en los alimentos.

¡Buena Suerte!

Este programa es tan fácil de seguir, sin embargo, es la formas más efectiva de controlar su peso permanentemente. La parte importante es que no hay necesidad de contar calorías, omitir comidas o comer pequeñas porciones. Usted puede disfrutar de la comida en cantidades razonables y disfrutar de un cuerpo saludable y delgado.

Espero que usted me deje haga saber como funciona este programa para usted. Por favor escríbame al Comité de Doctores de Medicina Responsable ("Commitee for Responsible Medicine"). PCRM también le puede tener al tanto de lo más reciente en nutrición por medio de nuestra revista, "Good Medicine" (La Buena Medicina).

Permítame desearle lo mejor de lo mejor de salud y éxito en su nueva aventura.

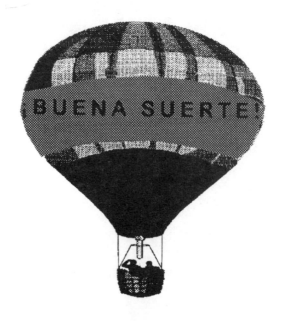

Referencias

[11]Foster GD, et al. Controlled trial of the metabolic effects of a very low calorie diet: short- and long term effects.Am J Clin Nutr 1990;51:167-72.

[2]Chen J, Campbell TC, Junyao L, Peto R. Diet, life style, and mortality in China 1990, Oxford University Press, Oxford.

[3]de Castro JM, Orozco S Moderate alcohol intake and spontaneous eating paterns of humans: evidence of unegulated supplementation. Am J Clin Nutr 1990;52:246-253.

[4]Kissileff HR, PI-Sunyer FX, Segaal K, Meltzer S, Foelschb PA. Acute effects of exercise on food intake in obese and nonobese women.. Am J Clin Nutr 1990;52:240-5.

IV PARTE

Menús y Recetas

Día 1

Desayuno

1/4 melón
3/4 taza de hojuelas de avena con pasas y canela
1 rebanada de pan integral, tostado

Merienda

1 rebanada de Pizza de Vegetales, página 154
2 tazas de Ensalada Verde, página 135, con Aderezo de Hierbas sin Grasa, página 135
1 manzana mediana

Cena

taza de Chop Suey de Vegetales, página 153, sobre 4 tazas de Arroz Integral, página 159
puré de calabacín /2 taza de fresas frescas

Día 2

Desayuno

1 rebanada de naranja
3/4 taza de cereal preparado con 1/4 taza de arándano y 1/4 taza de leche de soya

Merienda

1 taza de Sopa de Guisantes, página 130
2 Palillos de Pan, página 117
1 taza de Ensalada de Repollo y Piña, página 132
1/2 taza de mermelada de manzana sin endulzar

Cena

2 Pastelitos de Lenteja, página 150
1 rebanada de pan integral
1 taza de espárragos frescos
palitos de zanahoria
1/2 taza de Compota de Naranaja y Plátano, página 174

Día 3

Desayuno

1 rebanada grande de melón
3/4 taza de cereal preparado con 1/4 taza de leche de soya
1 Panecillo Inglés con Pasas, página 119, tostado

Merienda

2 tazas de Ensalada Verde, página 135 con Aderezo de Hierbas sin Grasa, página 135
1 1/2 tazas de Chile Vegetariano, página 155
2 Palillos de Pan, página 117
1 ciruela mediana

Cena

2 rebanadas de Molde de Tofu Sin Carne, página 152 o Molde de Lenteja y Sémola de Trigo, página 149
1 taza de puré de patatas/papas con 1/2 taza de Salsa de Champiñones, página 162
1 taza de ejotes/judías verdes cocidos
1 Manzana Horneada, página 168
(Hacer puré las papas con el líquido de cocinar para humedecerlas)

Día 4

Desayuno

1/2 toronja
3/4 taza de cereal caliente con pasas y canela
2 rebanadas de Pan de Fruta, página 122

Merienda

1 taza de Sopa de Repollo y Patata/papa, pág. 126
1 taza de Ensalada Colorida de Cuscús y Garbanzos, pág. 133
1 Panecillo con Hierbas, página 120
1 rebanada de melón

Cena

3 Pastelitos de Avena y Champiñones, página 151
1 taza de Ensalada de Brócoli Caliente y Patatas/papas, página 134
1 tomate pequeño, en rebanadas
1/2 taza de Ensalada de Frutas, página 172

Día 5

Desayuno
1/2 toronja
1 taza de frijoles negros
1 rebanada de pan integral, tostado

Merienda
Sopa de Vegetales, página 127
1/2 taza de Paté de Lentejas, página 112, sobre una tostada Melba
1 melocotón/durazno o manzana mediana

Cena
1 taza de Chop Suey de Vegetales, página 153 sobre
1 taza de Arroz Integral, página 159
1 taza de Ensalada de Calabacín, página 137
2 Brochetas de Frutas, página 171

Día 6

Desayuno
1/6 de melón dulce (blanco y terso)
3/4 taza de cereal preparado
1/4 taza de leche de soya
1 Panecillo Inglés con Pasas, página 119

Merienda
1 taza de Sopa de Frijoles Negros, página 125
2 Galletas de Hierbas y Ajonjolí, página 121
2 tazas de Ensalada Verde, página 135, con Aderezo de Hierbas sin Grasa, página 135
1 pera mediana

Cena
1 taza de Lentejas y Curry, página 148, sobre 3/4 taza de Arroz Integral, página 159
2 cucharadas de Chutney de Jengibre y Pera, página 160
1 taza de Ensalada de Repollo y Piña, página 132
3/4 taza de brócoli o coles de Bruselas
1/2 taza de Ensalada de Frutas, página 172

Día 7

Desayuno 1 rebanada de melón de temporada
2 rebanadas de Pan de Frutas, página 122
3/4 taza de hojuelas de avena cocidas con canela y
pasas

Merienda 1 taza de Sopa de Lentejas y Vegetales, página 129
2 Galletas de Hierbas y Ajonjolí, página 121
1 taza de brócoli
1 plátano pequeño

Cena 1 taza de Estofado de Frijoles Pintos, página 147,
sobre 3/4 taza de Arroz Integral, página 159
1 taza de calabacín cocido
2 tazas de Ensalada Verde, página 135, con Aderezo
de Hierbas sin Grasa, página 135
Manzana Horneada, página 168

SUGERENCIAS PARA BOCADILLOS

Dejar una fruta de uno de los menús para comer al mediodía o como
un bocadillo para la noche. O escoger uno de los siguientes:

3 tazas de palomitas de maíz (al aire caliente)
1 taza de zanahoria cortada en palillos
1 pepino pequeño, cortado en palillos
1 manzana mediana
1 melocotón/durazno mediano
1/2 taza de Ensalada de Frutas, página 172
1/2 taza de Compota de Naranja y Plátano, página 174

APERITIVOS

Paté de Lentejas

Rinde 3 1/2 tazas

Cortar **8 rebanadas de pan de centeno** en cubitos pequeños (deben ser 2 tazas compactas).

Echar sobre el pan:
1 taza de caldo de vegetal caliente

Dejar que el pan se impregne mientras se cocinan las lentejas. Combinar en un sartén:
2 1/2 tazas de agua
1 taza de lentejas doradas, lavadas
3 dientes de ajo, cortados
1 hoja de laurel
1/2 cucharadita de sal

Cuando las lentejas empiecen a hervir, reducir el calor, cubrir y cocer de 35 a 40 minutos, hasta que estén blandas. El líquido debe ser absorbido, pero las lentejas deben de quedar húmedas. Remover la hoja de laurel.

Mientras se cocinan las lentejas, saltear en un sartén caliente:
1 cebolla, picada finamente
1 cucharadita de aceite de ajonjolí obscuro
2 cucharaditas de jengibre fresco, rallado

Cuando las cebollas estén suaves, rociar con:
1 cucharada de salsa de soya
1 cucharadita de mejorana
1 cucharadita de tomillo
una pizca de cayena

Mezclar las cebollas con las lentejas y hacer puré en una licuadora o procesador de alimentos. Mezclar bien con los cubitos de pan impregnados. Calentar el horno a 350°. Probar la mezcla y añadir un poco de sal si se desea. Vaciar en un molde redondo de un 1/4 de galón, bien engrasado. Cubrir con papel aluminio. Colocar el molde dentro de otro molde más grande con agua caliente. Hornear por 45 minutos, quitar el papel aluminio y hornear por 15 minutos más. Dejar enfriar por 30 minutos, pasar un cuchillo alrededor del molde para separar el paté del molde. Invertir el molde sobre un platón de servir.

Servir el paté con tostadas Melba

DESAYUNO

Cereal de Crema de Arroz y Cebada

6 porciones

Lavar, escurrir, cubrir con agua y dejar remojando una noche:

1 taza de cebada

Lavar bien:

2 tazas de arroz integral

Combinar los granos con:

5 tazas de agua
una pizca de sal

Hacer hervir, reducir el calor a un nivel más bajo y hervir a fuego lento por 50 minutos. Debe tener una consistencia cremosa.

Rociar y adornar:

2 cucharaditas de semillas de girasol tostadas

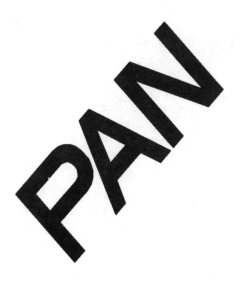

Palillos de Pan

Rinde 24 palillos

Colocar en un plato hondo y dejar reposar por 5 minutos:
1 cucharada de levadura
1 cucharadita de malta de cebada
1/4 taza de agua tibia

Añadir:
3 tazas de harina de trigo integral
3/4 taza de agua tibia
1 cucharada de aceite
2 cucharadas de levadura nutritiva (opcional)
1/2 cucharadita de sal

Mezclar la masa hasta formar una bola, luego amasar por 10 minutos hasta que esté suave. Engrasar un plato hondo, voltear la masa para cubrirla, luego cubra la masa y déje crecer al doble. Presionar la masa y dividir en 24 pedazos. Enrollar cada uno en palillos de 8" de largo. Si desea, enrollar los palillos sobre las semillas de ajonjolí o alcaravea/carvi. Colocar sobre una bandeja para hornear engrasada. Cubrir con papel encerado y dejar crecer nuevamente. Hornear a 400° por 5 minutos, voltear con las tenazas, hornear por 5 ó 7 minutos más.

Variaciones:

Palillos de Cebollas

Cortar una cebolla finamente, saltear en aceite antes de mezclarla con la masa. Torcer cada palillo.

Pan de Arroz Integral y Ajonjolí

Rinde 1 barra (20 rebanadas)

Un nutritivo pan, denso y sin levadura. Al agregar granos en el pan se requiere tiempo para fermentación, que varía según la temporada. La masa debe estar pegajosa, amasar con las manos mojadas.

Combinar en un plato hondo y mezclar bien:
3 tazas de harina de trigo integral
1 taza de harina de maíz
1/4 cucharadita de sal
1/2 taza de semillas de ajonjolí tostadas sin pelar

Añadir y amasar con sus manos:
1 1/4 tazas de arroz integral de granos pequeños cocido

Expandir la mezcla para hacer un pozo en el centro, añadir:
1 1/4 tazas de agua tibia

Mezclar con una cuchara de madera, añadir un poco más de agua si se necesita que la masa del pan esté más húmeda. Amasar por aproximadamente 15 minutos, hasta que la masa se incorpore. Se tornará pegajosa. Tener listo un plato hondo bien engrasado. Colocar la masa en el plato hondo y dar vueltas dos veces para cubrirla con aceite. Ligeramente engrase una hoja de papel encerado y colocar sobre el pan, con la parte engrasada tocando la masa. Cubrir el plato hondo con una toalla húmeda. Mantener en un lugar fresco por 13 ó 15 minutos durante el verano y de 24 a 26 horas en el invierno. Colocar la masa en un molde de hornear pan, haciendo un corte en el centro de la barra de pan con un cuchillo filoso. Colocar el molde en un horno sin calentar. Encender el horno a 200° y hornear por 25 minutos. Incrementar el calor a 350° y hornear por 1 hora. La barra de pan debe quedar bien dorada y despegándose de los lados del molde. Dejar enfriar el pan.

Panecillo Inglés con Pasas

Rinde 12 panecillos de 4"

Colocar en un plato hondo grande:
   1/4 taza de agua tibia
   2 cucharadas de levadura
   1 cucharadita de jarabe de arce

Añadir y revolver:
   4 tazas de harina de trigo integral (o harina sin
   blanquear)
   1 taza de agua
   1 cucharada de aceit e de alazor
   1/2 cucharadita de sal
   1/2 taza de pasas
   1/2 cucharadita de canela

Amasar la masa por 10 minutos sobre una superficie
enharinada. Enrollar y cortar en una docena de 4"
panecillos redondos. Espolvorear una bandeja de hornear
con harina de maíz y colocar los panecillos en la bandeja.
Dejar que aumenten de tamaño por 1 hora en un lugar
cálido. Hornear a 350° durante aproximadamente 25
minutos.

Panecillo con Hierbas

Rinde 24 panecillos

Dejar reposar por 5 minutos:
1 cucharada de levadura
1/2 taza de agua tibia
1 cucharada de malta de cebada

Añadir y revolver una taza de agua tibia:
3 tazas de harina de trigo integral
3 tazas de harina regular sin blanquear
1 cucharada de aceite de alazor
1 cucharadita de orégano
1/2 cucharadita de sal
1/2 cucharadita de tomillo
1/2 cucharadita de eneldo

Mezclar hasta formar una bola de masa. Amasarla sobre una superficie ligeramente enharinada hasta que esté elástica. Engrasar ligeramente un plato hondo, voltear la masa para que se cubra, cubrir con una toalla humedecida y dejar que crezca al doble en un lugar cálido. Amasar nuevamente y separar la masa para formar bolas más pequeñas. Engrasar 2 docenas de moldes para hornear panecillos "muffins". Colocar 3 bolas pequeñas en cada sección para hacer una flor de trébol. Cubrir las bandejas. Dejar que crezca justamente al doble, casi 1 hora. Hornear a 375° por casi 20 minutos. Sacar de los moldes y servir calientes.

Galletas de Hierbas y Ajonjolí

Rinde 3 docenas

Mezclar:
> 2 tazas de harina de trigo integral
> 1/4 taza de semillas de ajonjolí
> 2 cucharadas de germen de trigo
> 2 cucharadas de salvado
> 1/2 cucharadita de orégano, albahaca, polvo de ajo, y perejil seco

Añadir y revolver:
> 3/4 taza de agua fría
> 1 cucharada de aceite de ajonjolí

Expander la masa en una bandeja para hornear galletas, ligeramente engrasada o expander la masa entre dos pedazos de papel encerado y ponerla en la bandeja. Cortar en forma de cuadros o diamantes antes de hornear. Hornear en un horno precalentado a 400° por 15-20 minutos. Dejar enfriar y separar.

Variaciones:

Substituya 1/4 taza de hojuelas de cebolla por el salvado y el germen de trigo.

Pan de Frutas

Rinde 1 barra grande (20 rebanadas)

Un hermoso y delicioso pan que se puede hacer con anterioridad, ya que las frutas no dejan que se seque.

Hacer hervir en un sartén pequeño para salsas:
> **1 taza de papaya seca, cortada en pedacitos con tijeras**
> **1/2 taza de albaricoque/chabacano seco, cortado en pedacitos con tijeras**
> **1/2 taza de pasas**
> **1 taza de agua**

Cubrir, retirar del fuego y dejar reposar por 15 minutos.

Combinar en un plato hondo grande:
> **1 cucharada de levadura**
> **1/4 taza de agua tibia**
> **1 cucharada de aceite de alazor**
> **2 cucharadas de jarabe de arce**

Mezclar y añadir:
> **2 cucharaditas de cáscara de lima, rallada finamente**
> **1/4 cucharadita de nuez moscada**
> **1/4 cucharadita de macis**

Escurrir el líquido de las frutas secas en una taza de medir y añadir suficiente agua hasta completar 1 taza de líquido. Añadir a la levadura y condimentos.

Añadir y revolver:
> **3 1/2 tazas de harina de trigo integral para pastelería.**

Añadir más harina según sea necesario, para obtener una masa más firme. Agregar las frutas secas y amasar por 10 minutos. Engrasar un plato hondo y voltear la masa para que se cubra, cubrir con una toalla húmeda y dejar reposar hasta que la masa doble su tamaño (de 1 a 1 1/2 hora). Amasar nuevamente y dividir en 4 bolas. Engrasar ligeramente engrasar una bandeja de hornear. Enrollar y extender 3 de las bolas y moldearlas en forma de trenzas largas en la bandeja. Dividir la bola que sobra en 3 pedazos. Enrollar, extender y amoldar los 3 pedazos pequeños en una trenza, colocando esta sobre la trenza grande. Dejar reposar y que crezca por 45 minutos ó 1 hora. Precalentar el horno a 350° y hornear de 35 a 40 minutos. Sacar la bandeja y dejarla enfriar. Decorar si se desea: Encajar pedazos de frutas secas (como piñas o papayas secas) sobre el pan, según el diseño que usted desee.

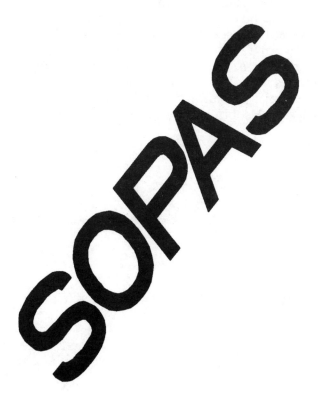

Sopa de Frijoles Negros

Rinde 6 porciones

Lavar, escurrir, cubrir con agua y dejar remojando la noche anterior:
1 1/2 tazas de frijoles negros

Escurrir los frijoles. Añadir y hervir:
6 tazas de agua

Cubrir y hervir a fuego lento por 1 hora. Añadir:
3 dientes de ajo, aplastados
2 cebollas pequeñas, cortadas en secciones
3 zanahorias pequeñas, cortadas en trozos
2 tallos de apio, en rebanadas delgadas

Cocer por casi 30 minutos hasta que los frijoles estén blandos. Agregar y revolver:
2 cucharadas de vinagre de sidra
2 cucharadas de salsa de soya
2 cucharaditas de comino
2 cucharaditas de orégano

Cocer por 10 minutos para que los sabores se combinen. Servir con una cucharada de arroz integral, si lo desea y decorar con cebollas rojas.

Sopa de Repollo y Patata/Papa

Rinde 6 porciones

Colocar en un sartén de 3 cuartos y hervir:
4 patatas/papas, cortadas en trozos de 1 pulgada
4 tazas de agua
1 cebolla grande, picada
1 cucharadita de sal

Reducir el fuego, hervir a fuego lento por 15 minutos. Calentar el sartén y añadir:
1/2 cucharadita de aceite de alazor
1/2 cabeza de repollo, picada (casi 4 tazas)

Saltear hasta que esté tierno, añadir a la sopa y hervir a fuego lento por 5 minutos. Con una cuchara con ranuras, sacar casi una taza de las patatas/papas cocidas en un plato hondo y hacer puré con un tenedor. Añadir y revolver el puré de patatas/papas en la sopa hasta espesarla, luego añadir y revolver:
1/2 taza de leche de soya
1/4 taza de perejil

Cocer lentamente por unos minutos para calentar la leche sin dejar que hierva.

Sopa de Vegetales

Rinde 6 porciones

Enjuagar y escurrir:
   1 taza de arroz integral

Añadir en un olla grande:
   6 tazas de agua
   1 rutabaga, en cubitos
   1 camote, picado
   1 nabo blanco, en cubitos
   1 cebolla mediana, cortada en trozos
   2 zanahorias, cortadas en trozos

Hervir, reducir el fuego, cubrir y cocer a fuego bajo por 45 minutos. Añadir de 1 a 2 tazas si está muy espesa.

Añadir:
   2 tazas de col rizada picada, bien enjuagadas

Cocer por 15 minutos. Servir en platos hondos.

Sopa de Puerros

Cortar la sección inferior de:
   2 puerros largos

Lavar las puntas, hervir por 10 minutos para el caldo con:
   6 tazas de agua

Quitar y tirar las puntas. Limpiar el resto de los puerros con cuidado y rebanar en pedazos de 1".

Echar los puerros cortados en una olla y hervir a fuego lento por 15-20 minutos hasta que estén tiernos junto con:
   1 tallo de apio con hojas, picado
   2 zanahorias pequeñas, en rebanadas, cortadas por mitad
   2 cebollinas, picadas (opcional)
   1 taza de hongos en rebanadas

Antes de apagar el fuego, añadir:
   1 cucharada de salsa de soya

Agregar perejil picado encima de cada plato hondo.

Sopa de Lentejas y Vegetales

Rinde 8 porciones

Combinar en una olla para sopa:
> **2 tazas de lentejas doradas, lavadas y escurridas**
> **8 tazas de agua**
> **1 taza de cebolla, picada**
> **1/2 taza de zanahoria, picada**
> **1/2 taza de apio, picado**
> **2 dientes de ajo, picados finamente**

Hervir, reducir el fuego, cubrir y hervir a fuego lento por 1 hora. Añadir:
> **2 tazas de tomate (latas de 16 onzas), picados**
> **1/4 taza de perejil, picado finamente**
> **2 cucharadas de vinagre de sidra**
> **1 cucharadita de orégano**

Cocer otros 30 minutos.

Sopa de Guisantes

Rinde 6 porciones

Enjuagar los guisantes y luego combinar con agua y vegetales:

2 tazas de guisantes verdes
1 cebolla, picada
2 zanahorias, cortadas en trozos
6 tazas de agua

Cocer por 45 minutos hasta que los guisantes estén tiernos. Añadir y revolver:

1 cucharadita de polvo de jengibre
1 cucharadita de tomillo
1 cucharada de salsa de soya

Hervir a fuego lento por unos cuantos minutos.

ENSALADAS

Ensalada de Repollo y Piña

Rinde 1 Cuarto

Mezclar en un plato hondo:
- **4 tazas de repollo, rallado**
- **1 zanahoria grande, rallada**
- **1 lata pequeña (8 onzas) de trozos de piña sin endulzar en su jugo**
- **2 cucharadas de vinagre de sidra**

Cubrir y refrigerar.

Ensalada Colorida de Cuscús con Garbanzos

Rinde 8 porciones

Hervir:
>   **3 tazas de agua**

Añadir y revolver, cubrir y quitar del fuego:
>   **2 tazas de cuscús**

Dejar reposar por 5 minutos, esponjar con un tenedor y echar en un plato hondo para mezclar, para que se enfríe.

Añadir:
>   **2 tazas de garbanzo cocidos, picados**
>   **1 zanahoria, en rebanadas delgadas**
>   **1 ají rojo, picado**
>   **1/4 taza de grosella/pasas, remojadas en 2 cucharadas de agua caliente**
>   **2 cucharadas de perejil, picado**
>   **2 cucharadas de cebolla roja, picada**

Para el aderezo, revolver en un plato hondo pequeño:
>   **2 cucharadas de jugo de lima**
>   **1/4 taza de aceite de oliva**
>   **1 cucharada de vinagre de sidra**
>   **2 cucharaditas de jarabe de arroz integral**
>   **1 cucharadita de mostaza Dijon**
>   **1/2 cucharadita de sal**

Revolver y verter el aderezo en la ensalada.

Ensalada de Brócoli Caliente y Patatas/Papas

Rinde 6 porciones

Cocinar al vapor o en una cantidad pequeña de agua hirviendo hasta que estén tiernas:
> **5 papas nuevas, de tamaño mediano, cortadas en trozos pequeños**

Escurrir y mantener tibias.

Lavar, pelar el tallo y cortar en trozos pequeños:
> **1 lb. de brócoli**

Cocer al vapor el tallo y las hojas hasta que estén crujientes y tiernas. Combinar en un sartén pequeño, hervir y luego retirar del fuego:

> **2 cucharadas de aceite de oliva**
> **3 cucharadas de vinagre de sidra**
> **1 cucharadita de salsa de soya**
> **3 cucharadas de perejil, picado finamente**
> **2 dientes de ajo, picados finamente**

Añadir y revolver el aderezo:
> **3 cebollas verdes, rebanadas, con el tallo**
> **1/4 cucharadita de cayena**

Arreglar las papas y el brócoli en un plato de servir y verter la mezcla caliente encima. Adornar con tomatitos.

Ensalada Verde

Revolver con 1/4 taza de Aderezo de Hierbas sin Grasa hasta cubrir todas las hojas.

2 tazas de lechuga romana despedazada
2 tazas de lechuga Iceberg
1 taza de hojas de espinaca
1 pepino, en rebanadas
1 tallo de apio, en rebanadas delgadas
6 rábanos, en rebanadas
1/2 cebolla roja, picada

Adiciones opcionales:

Hongos frescos en rebanadas, tiras de ají pimiento rojo, verde o amarillo, florecitas de brócoli o coliflor, rebanadas delgadas de calabacín o calabaza amarilla.

Aderezo de Hierbas sin Grasa para Ensaldas

Rinde 1/2 taza

Agitar en una jarra pequeña:
1/4 taza de vinagre de sidra
1/4 taza de jugo de manzana sin dulce
1/2 cucharadita de polvo de cebolla, orégano, albahaca, eneldo, mostaza seca
1/4 cucharadita de condimento de limón y pimienta

Tabouli (Sémola de Trigo)

Rinde 6 porciones

Añadiendo frijoles a los granos se logra una comida completa en proteínas.

Dejar remojar por 30 minutos o hasta que el agua sea absorbida:
>1 taza de agua hirviendo
>1 taza de sémola de trigo

Añadir y revolver:
>1 taza de garbanzos cocidos
>4 cebollas verdes, picadas
>1 tomate, picado
>1 aji pimiento rojo, picado
>2 dientes de ajo, rallados
>1 pepino, picado
>1/4 taza de perejil, rallado
>1 cucharada de aceite de oliva
>el jugo de 1 lima
>menta o albahaca fresca picada

Revolver bien, refrigerar y servir sobre la lechuga.

Ensalada de Calabacín

Rinde 6 porciones

Tener listo en un plato hondo:
> **2 calabacín medianas, en rebanadas**
> **2 tazas de repollo, rallado**
> **1/2 taza de apio, en rebanadas**
> **1/4 taza de cebolla roja, en cubitos**

Cocer en un sartén pequeño por 1 minuto:
> **1/4 taza de jarabe de malta de cebada**
> **1/4 taza de vinagre de sidra**
> **2 cucharaditas de semillas de apio**
> **1/4 cucharadita de sal**

Verter el aderezo sobre los vegetales, revolver y servir.

VEGETALES

Garbanzos con Jengibre y Col Rizada

Lavar, escurrir y remojar la noche anterior en 4 tazas de agua:

1 taza de garbanzos sin cocer

Escurrir y enjuagar el garbanzo, añadir 4 tazas de agua y cocer de 1 a 1 1/2 horas hasta que esté tierno. Escurrir nuevamente y mantener tibio.

Calentar el sartén y saltear:

1 cucharada de jengibre fresco, picado
1 cucharadita de aceite de alazor
1 cebolla, picada

Añadir los garbanzos y:

3/4 lb. de col rizada, cocida
2 cucharada de salsa de soya
1 cucharada de vinagre de sidra

Servir sobre arroz integral o tallarines cocidos.

Vegetales Mixtos con Salsa de Lima

Rinde 6 porciones

Calentar en un sartén grande y añadir:
1 taza de cebolla, picada
3 dientes de ajo
1 taza de agua
2 tazas de florecillas de brócoli
1/2 taza de calabacita, picada
1/2 taza de zanahoria, picada

Cubrir y hervir a fuego lento hasta que este crujiente y tierno. Añadir:
1/4 taza de jugo de lima
2 cucharadas de salsa de soya
1 cucharadita de cáscara de lima rallada

Mezclar juntos y luego revolver con los vegetales:
3 cucharadas de harina de trigo integral
1/4 taza de agua fría

Cocer hasta que la salsa espese. Servir sobre arroz integral o pasta.

Retoños con Salsa de Ajonjolí

Rinde 6 porciones

Enjuagar y escurrir:
> **1 lb. de retoños de frijoles frescos. (Retoños de lentejas o Mung bean son mejor.)**

Cortar en palillos de 1" y cocer a medias por 30 segundos, luego escurrir:
> **1 zanahoria grande**

Cortar:
> **2 cebollas verdes con los tallos**

Tostar en un sartén seco y caliente hasta que comiencen a chisporrotear:
> **2 cucharadas de semillas de ajonjolí**

Colocar las semillas en un plato hondo con:
> **1/4 taza de jarabe de arroz integral**
> **1 cucharada de salsa de soya**
> **2 cucharadas de vinagre de sidra**
> **1 cucharadita de aceite de ajonjolí**

Mezclar la salsa, luego mezclar con los retoños, zanahorias y cebollas.

Tomates Asados Rellenos

Lavar, abrir un orificio en el tallo, remover la pulpa, dejando la cáscara:

6 tomates medianos

Hervir a fuego lento:

3 cucharadas de agua
1/2 taza de cebolla, picada
1/2 taza de ají/pimiento rojo, picado
1/2 taza de cebolla verde, picada

Mezclar:

pulpa de tomate, puré
1 taza de arroz integral cocido
1/2 taza de perejil, picado
1 cucharada de salsa de soya
1 cucharada de albahaca
una pizca de cayena

Combinar los vegetales cocidos con la mezcla de arroz. Rellenar los tomates y colocar en una bandeja de hornear, ligeramente engrasada. Hornear a 375° por 20-25 minutos.

Caserola de Camote y Mandarina

Cocer al vapor hasta que esté tierno, luego cortar en rebanadas de 1":
   6 camotes medianas

Pelar y separar en segmentos:
   4 mandarinas sin semilla

Combinar en un sartén para salsa:
   1/2 taza de arroz integral o jarabe de arce
   1/2 taza de jugo de manzana
   1/2 taza de agua
   1 cucharada de fécula de maíz

Cocer a fuego lento hasta que esté espeso, revolviendo. En una cacerola engrasada, arreglar capas de camotes y mandarinas.

Rociar con:
   1/2 cucharadita de canela

Verter la salsa, hornear a 350° por 30 minutos.

ENTRADAS

Pilaf de Cebada

Rinde 4 porciones

Hervir a fuego lento por 1 hora:
3 tazas de caldo de vegetales o agua
1 taza de cebada
1/4 cucharadita de sal

Hervir a fuego lento en un sartén pequeño:
3 cucharadas de agua
1 cebolla, en rebanadas
1 zanahoria, picada
1 tallo de apio, picado
1/2 taza de cebolla verde, en rebanadas

Revolver los vegetales en la cebada cocida, añadiendo:
1 cucharada de salsa de soya
1 cucharadita de tomillo

Hervir a fuego lento el pilaf por 5 minutos, hasta que el líquido sea absorbido.

Servir con:
perejil fresco o col rizada para adornar

Salsa de Garbanzos y Zanahorias

Rinde 4 porciones

Lavar, escurrir, cubrir con agua y remojar la noche anterior:
1 taza de garbanzos

Enjuagar de nuevo y hervir con:
4 tazas de agua

Cubrir, reducir el fuego y hervir a fuego lento de 1 a 1 1/2 horas, hasta que estén tiernos.

Calentar un sartén para salsa de 2 cuartos y saltear:
1 cucharada de aceite de ajonjolí
2 zanahorias, cortadas en trozos
1 cebolla grande, cortada en secciones
1 cucharada de jengibre fresco, picado finamente

Remover la mitad de los garbanzos y hacerlos puré en un plato hondo. Añadir las cebollas con los garbanzos que sobran y el líquido en que se cocinaron. Cubrir y hervir a fuego lento hasta que los vegetales estén tiernos.

Añadir y revolver:
2 cucharadas de fécula de maíz disuelta en 1/4 taza de agua fría
una pizca de sal

Cocer y revolver hasta que esté espeso. Licuar con:
1 cucharada de salsa de soya
1/2 taza de perejil picado

Servir sobre cuscús o arroz.

Estofado de Frijoles Pintos

Rinde 6 porciones

Lavar, escurrir, cubrir con agua y remojar la noche anterior:
1 taza de frijoles pintos

Escurrir de nuevo, añadir y hervir con:
5 tazas de agua

Cubrir, reducir el calor, hervir a fuego lento por 1 hora hasta que esté tierno.

Saltear juntos:
2 cucharaditas de aceite de ajonjolí
2 cebollas, corte en cuñas grandes
2 cucharaditas de jengibre fresco, picado

Despues de 5 minutos, añadir:
2 zanahorias, cortadas en cuñas
‧1 chirivía, cortada en trozos

Saltear por 5 minutos. Añadir los vegetales a los frijoles y cocer hasta que los frijoles estén tiernos. Remover 1 taza de frijoles cocidos, triturar, revolver en un poquito del líquido de cocinar y:
2 cucharadas de salsa de soya

Revolver bien y echarlos en la cazuela. Dejar cocinar a fuego lento por 10 minutos, revolviendo ocasionalmente. Los frijoles triturados deberían de dar una consistencia de salsa de carne. Probar para condimentar.

Servir sobre arroz integral, decorar con perejil picado.

Lentejas y Curry

Rinde 4 porciones

Doblar las proporciones de esta receta para un plato principal.

Enjuagar las lentejas y cocer 35-40 minutos hasta que estén suaves:

1 taza de lentejas
5 tazas de agua

Saltear por 5 minutos:

1 cucharadita de aceite de ajonjolí
1 1/2 cebollas, picadas
1/2 taza de apio, picado
2 dientes de ajo, picados finamente

Añadir y cocer hasta que estén suaves:

1 cucharada de jarabe de malta de cebada
2-3 cucharaditas de polvo de curry
1 cucharadita de polvo de chile
1/2 cucharadita de cilantro
1/4 cucharadita de pimentón

Escurrir las lentejas y añadir el caldo a los vegetales, hervir a fuego lento por 5 minutos. Añadir las lentejas y hervir a fuego lento por 10 minutos. Servir sobre arroz integral o cuscús con platos complementarios de pasas, cebollas verdes picadas, zanahorias ralladas y chutney de Pera y Jengibre.

Molde de Lenteja y Sémola de Trigo

Rinde 6 porciones

Lavar y escurrir:
1 taza de lentejas

Combinar en una cazuela con:
3 tazas de agua
1 hoja de laurel
1 cucharadita de orégano
1 cucharadita de tomillo

Hervir, reducir el calor, cubrir y hervir a fuego lento por 35 minutos o hasta que las lentejas estén tiernas y el líquido sea absorbido. Si las lentejas se secan, añadir un poco mas de agua.

En una cazuela pequeña, hervir 1 taza de agua.

Añadir, revolver y hervir a fuego lento por 1 minuto:
3/4 taza de sémola de trigo

Retirar del fuego, cubrir y dejar reposando 20 minutos, hasta que el agua sea absorbida.

Hervir a fuego lento en un sartén pequeño:
3 cucharadas de agua
1 taza de cebolla, picada
1/2 taza de apio, picado
3 dientes de ajo, picados finamente

Mezclar las lentejas cocidas, la sémola de trigo, los vegetales
y: **1/2 taza de copos de avena crudos**
2 cucharadas de salsa de soya
1/4 taza de perejil picado
jugo de media lima

Vaciar en un molde engrasado, cubrir con papel aluminio. Hornear a 350° de 40 a 50 minutos. Dejar el molde reposar por 15 minutos, luego rebanar.

Pastelitos de Lenteja y Especias

Rinde 12 pastelitos

Enjuagar las lentejas y combinar:
1 taza de lentejas
3 tazas de agua

Hervir, reducir el calor y añadir:
1 cucharadita de polvo de curry
una pizca de sal
1 cucharadita de cilantro
1 cucharadita de comino

Cubrir la cazuela y cocer por 35-45 minutos hasta que estén tiernas. Retirar del fuego sin destapar.

Calentar un sartén y saltear:
1 cucharadita de aceite de oliva
1/4 taza de zanahoria, picada finamente
2 dientes de ajo, picados
1 cebolla grande, picada

Las lentejas deben absorber el líquido restante; si esto no sucede, escurrir luego. Hacer puré las lentejas, mezclar con los vegetales salteados y:
1 1/2 tazas de pan integral rayado

El pan rayado se puede lograr poniendo pedazos de pan en la licuadora por unos pocos segundos.

Añadir y mezclar:
2 cucharadas de harina de trigo
2 cucharadas de pasta de tomate, mezclada con 1 cucharada de salsa de soya

Formar en bolas y aplanar para hacer los pastelitos. Colocar sobre una bandeja plana de hornear engrasada y meterla al horno a 350°. Hornear por 20 minutos, voltear y hornear por 20 minutos más.

Pastelitos de Avena y Champiñones

Rinde 20 pastelitos

Hervir en un sartén para salsa de 2 cuartos:
> **4 tazas de agua o caldo de vegetables**

Añadir y cocer hasta que esté suave:
> **1/2 taza de cebolla, en cubitos pequeños**
> **1/2 taza de zanahorias, en cubitos pequeños**
> **3/4 lb. de hongos frescos, en cubitos**

Añadir:
> **1/4 taza de salsa de soya**
> **1/3 taza de levadura nutritiva**
> **2 dientes de ajo, picados**
> **1 cucharadita de orégano**
> **1 cucharadita de tomillo**
> **1/2 cucharadita de mejorana**

Añadir una taza a la vez dejando que se hunda la avena, luego revolver:
> **5 tazas de copos de avena**

Cocer por 5 minutos hasta que la mezcla se torne espesa en el fondo de la olla. Cubrir y quitar del fuego por 15 minutos mientras que ésta continua espesando. Enfriar y dar forma de pastelitos a la mezcla. Colocar sobre una bandeja engrasada de hornear galletas. Hornear a 350° por 40 minutos, voltear después de 20 minutos.

Servir caliente en un bollo de pan o frío en emparedados con lechuga y mayonesa.

Molde de Tofú sin Carne

Rinde 6 porciones

Desmoronar y hacer puré:
1 1/2 lb. de tofú/queso de soya

Mezclar con el tofú/queso de soya en un plato hondo:
1 taza de pan integral rayado
1/2 taza de copos de avena
1/2 taza de perejil, picado finamente
1/2 taza de salsa de tomate (catsup/ketchup)
2 cucharadas de mostaza Dijon
1/2 cucharadita de polvo de ajo
1/2 cucharadita de tomillo
1 cebolla grande, picada finamente
1 ají/pimiento verde mediano, picado finamente

Vaciar en un molde de barra engrasado. Hornear a 350° por 1 hora. Dejar enfriar 10 minutos antes de sacar la barra de tofú del molde para rebanarla.

Chop Suey de Vegetales

Rinde 6 porciones

Revolver y freír a fuego mediano por pocos minutos:
> **1 cucharada de aceite de ajonjolí**
> **1 cebolla mediana**
> **1" jengibre fresco**
> **2 dientes de ajo, picadillos**
> **1/2 taza de repollo, en rebanadas**

Añadir al sartén y luego cubrir y cocer por 5 minutos:
> **1 zanahoria mediana, en rebanadas delgadas**
> **1 taza de florecillas de brócoli**
> **1 ají/pimiento verde dulce, en cubitos**
> **1 tallo de apio, en rebanadas delgadas cortadas diagonalmente**
> **3 tazas de caldo de vegetales o agua**
> **1/2 lb. de tofú/queso de soya, en cubitos de media pulgada**

Revolver:
> **2 cucharadas de fécula de maíz**
> **1/4 taza de agua fría**

Añadir a los vegetales y revolver hasta se tornen espesos. Añadir y revolver:
> **2 cucharadas de salsa de soya**
> **1 taza brotes de frijoles mung**

Cubrir con:
> **1 lata de 7 onzas de castañas de agua, en rebanadas**

Servir sobre arroz integral.

Pizza de Vegetales con Corteza de Trigo Integral

Rinde 6 porciones

Mezclar para la corteza:
>	1 **cucharada de levadura seca**
>	**1/4 taza de agua tibia**

Dejar reposar por 5 minutos, luego añadir:
>	**3/4 taza de agua**
>	**1 cucharadita de aceite de oliva**
>	**1/4 taza de harina de maíz**
>	**1 1/2 taza de harina de trigo integral**
>	**1 1/2 taza de harina para pastelería de trigo integral**

Amasar por 5 minutos hasta que esté suave y elástica. Cubrir y dejar que crezca por 1 hora. Engrasar una bandeja de hornear galletas y expandir la masa de la pizza sobre la bandeja. Doblar el borde hacia arriba para hacer el borde de la corteza.

Untar ligeramente con:
>	**una capa delgada de salsa de tomate, baja en sal**

Rociar con:
>	**1 cucharadita de albahaca y orégano**

Hervir a fuego lento por 5 minutos:
>	**3 cucharadas de agua**
>	**2 cebollas en rebanadas**
>	**1 ají/pimiento verde en rebanadas**
>	**1 taza de champiñones**

Esparcir los vegetales sobre la pizza. Calentar el horno a 400° y hornear la pizza por 20-25 minutos.

Chile Vegetariano

Rinde 8 porciones

Lavar, escurrir, cubrir y remojar la noche anterior:
2 tazas de alubia/judía colorada
1/2 taza de frijoles pintos

Enjuagar los frijoles y ponerlos a hervir con:
7 tazas de agua

Reducir el fuego, cubrir y cocer de 1 a 1 1/2 hora hasta que estén suaves.

Calentar un sartén grande y saltear:
2 cucharaditas de aceite de oliva
3 dientes de ajo, machacados
1 1/2 tazas de cebolla, picadas
1 taza de apio, picado
1 1/2 tazas de zanahoria, picadas

Cuando las cebollas estén casi tiernas, añadir:
1/2 taza de ají/pimiento verde, picado

Cocer por unos pocos minutos más. Añadir:
2 tazas de salsa de tomate baja en sal
jugo de 1 lima
2 cucharaditas de comino
2 cucharaditas de albahaca
2 cucharaditas de polvo de chile
1 cucharadita de tomillo
1/4 cucharadita de cayena

Añadir:
los frijoles cocidos
1 taza de sémola de trigo

Cocer lentamente por 10 minutos. Servir con una ensalada.

Lasaña Vegetariana

Rinde 6 porciones

Remojar por 15 minutos en 1/2 taza de agua caliente:
1/2 taza de proteína vegetal texturizada (TVP)

Cocer de acuerdo a las direcciones:
1/2 lb. de tallarines de trigo integral para lasaña

Hacer puré en un plato hondo grande:
1 lb. de tofu/queso de soya firme
2 dientes de ajo, picados
1 cebolla, picada

Añadir al tofú/queso de soya:
1 taza de champiñones frescos
1/2 lb. de col rayada cocida al vapor y picada
1 cucharadita de orégano
1/2 cucharadita de albahaca
1/2 cucharadita de tomillo

Tener listo:
Un frasco de 32 onzas de salsa de tomate
2 tazas de brócoli cocinado al vapor

Comenzar a hacer las capas: colocar 3 tallarines al fondo de un molde de 9" X 11" ligeramente engrasado. Untar un tercio de la mezcla del tofú/queso de soya. Cubrir con la mitad de la salsa de tomate, el brócoli y un poco de TVP. Continuar colocando los tallarines en capa, la mezcla de tofu/queso de soya, TVP y salsa, terminando con una capa de tallarines. Precalentar el horno a 350° y hornear la lasaña por 30 minutos.

ACOMPAÑAMIENTOS

Salsa Barbacoa

Rinde 2 pintas

Calentar un sartén, añadir aceite y saltear las cebollas hasta que estén tiernas.

    1 cucharadita de aceite
    1 cebolla grande, en cubitos

Añadir a la cazuela:

    2 tazas de puré de tomate (lata de 16 onzas)
    1 lata de 6 onzas de salsa de tomate baja en sal
    1 lata de 6 onzas de agua
    1/4 taza de melaza
    2 cucharadas de salsa de soya
    2 cucharadas de jugo de lima
    1 cucharadita de pimienta de Jamaica
    1 cucharadita de cayena

Hacer hervir, luego reducir el fuego y cocer, destapada por una hora o más hasta que espese a su gusto. Añadir y revolver:

    2 cucharadas de jugo de lima

Cocer por unos pocos minutos más. Mantener en el refrigerador.

Arroz Integral

Rinde 4 porciones

Lavar en un sartén para salsas, con agua fresca, luego escurrir completamente:

1 taza de arroz integral de granos pequeños

Colocar el sartén sobre fuego mediano y revolver constantemente hasta que se seque el arroz, casi por un minuto.

Añadir:

3 tazas de agua

Hacer hervir, cubrir y seguir hirviendo a fuego lento por casi 40 minutos, hasta que el arroz este suave pero retenga un aspecto firme. No cocer en exceso. Escurrir el agua que sobre.

Chutney de Jengibre y Pera

Tener listo:

 3 lbs. de peras frescas y firmes (casi 6 grandes)
 2 tazas de jarabe de arroz integral
 1 ají/pimiento verde, picado finamente
 2 dientes de ajo, picados finamente
 2 chiles jalapeño, picados finamente
 2 cucharadas de jengibre fresco, picados
 1 taza de cebolla, picada finamente
 1 taza de jugo de manzana
 1 taza de vinagre de sidra
 1/2 taza de pasas
 1 cucharadita de sal
 1 cucharadita de pimienta de Jamaica
 jugo de 1 lima
 cáscara de 1 lima, rallada finamente

Pelar, quitar el corazón y picar las peras. Combinar todos los ingredientes en una sartén de fondo grueso grande. Hervir, luego reducir el fuego y cocer destapado por casi 2 horas. Revolver frecuentemente para que no se pegue o queme. A medida que se cocina se pondrá más espeso. Vaciar caliente en frascos pequeños, esterilizados.

Compota de Manzana al Natural

Rinde 3 pintas

Lavar, quitar el corazón y cortar, pero sin pelar:
4 lbs. de manzanas

Colocar en una caldera grande con:
3 tazas de jugo de manzana o sidra

Cubrir, hervir a fuego mediano-alto, luego reducir el fuego a bajo y hervir a fuego lento hasta que las manzanas estén suaves, por 35-40 minutos, revolver ocasionalmente. Moler en un molinillo de alimentos o pasar a través de un colador. Poner la pulpa de la fruta en la caldera, añadir y revolver:
2 cucharaditas de canela
1 cucharadita de pimienta de Jamaica
1/2 cucharadita de clavos molidos

Cocer lentamente de 1 a 2 horas, revolver ocasionalmente a medida que se espese. Verter caliente en frascos esterilizadas calientes o mantener refrigerado.

Salsa de Champiñones

Servir sobre puré de patatas/papas o tallarines cocidos.

Calentar un sartén y saltear por 2 minutos:
1 taza de Champiñones frescos, en cubitos
1 cucharadita de aceite de ajonjolí

Quitar del fuego los champiñones.

Mezclar y cocer a fuego mediano hasta que esté espeso, batir para evitar que se formen grumos:
2 tazas de agua fría
2 cucharadas de fécula de maíz

Añadir los champiñones a la salsa, luego añadir y revolver:
2-3 cucharadas de salsa de soya

Cocer hasta que se hagan burbujas.

POSTRES

Pudding de Manzana

Cortar el pan en cubitos de 1". Colocar en un plato hondo:
**3 tazas de cubitos de pan de trigo integral,
compactados firmemente
1/2 taza de grosella/pasas**

Remojar el pan por 15 minutos con:
1 1/2 tazas de jugo de manzana

Mezclar con el pan:
**2 manzanas, sin corazón y cortadas
2 cucharadas de semillas de girasol tostadas
1 cucharadita de vainilla
1/4 cucharadita de nuez moscada
una pizca de sal**

Mezclar bien. Colocar en una cacerola ligeramente engrasada. Rociar con canela. Hornear a 350° por 45 minutos sin cubrir. Servir tibio o frío.

Pastel de Frutas Naturales

Rinde 2 barras

Cortar con tijeras en pedazos pequeños:
- **1 taza de papaya seca**
- **1 taza de albaricoques/chabacanos secos**
- **1/2 taza de piña seca**

Combinar con:
- **1/2 taza de grosella/pasas**

Cubrir con:
- **2 tazas de jugo de manzana o sidra**

Hacer hervir, cubrir, apagar el fuego y dejar reposar por 15 minutos. Escurrir, dejando un poco de líquido. Dejar enfriar. Preparar 2 moldes de barra cortando tiras de papel encerado y colocándolas sobre el fondo y los lados del molde, dejando que el papel sobresalga del molde.

Mezclar en un plato hondo:
- **3 1/2 tazas de harina de pastelería de trigo integral**
- **3 cucharaditas de polvo para hornear**
- **1 cucharadita de nuez moscada**
- **1 cucharadita de canela**
- **1/2 cucharadita de bicarbonato de sosa**
- **1/2 cucharadita de sal**
- **1/2 cucharadita de macis**

Hacer un pozo en medio de los ingredientes secos y añadir:
- **1 taza de jugo escurrido de la fruta (si es necesario añada agua para obtener una taza)**
- **1/4 taza de aceite**
- **1/2 taza de jarabe de arce**
- **2 cucharadas de melaza**
- **1 cucharadita de vainilla**

Revolver los ingredientes y dividir la mezcla en los moldes preparados. Calentar el horno a 300° y colocar una bandeja grande con agua caliente en la parrilla inferior. Hornear los pasteles sobre la parrilla del medio. Después de 1 hora sacar la bandeja con agua y colocar un pedazo de papel aluminio suelto sobre los pasteles, si se están dorando demasiado. Hornear por 30 minutos más. Sacar del horno y dejar enfriar. Sacar los pasteles de los moldes y quitar el papel encerado.

Pastelitos de Chocolate con Aduki y Algarroba ("Brownie")

Rinde 24 tortitas de chocolate

Enjuagar en agua fría y desechar cualquier frijol que esté arrugado:
> **1 taza de frijoles Aduki secos**

Hacer hervir con:
> **2 tazas de agua**
> **1 taza de jugo de manzana**

Cubrir, reducir el fuego y cocer hasta que los frijoles estén tiernos, añadir más líquido si es necesario (45 minutos bajo presión, 2 horas en una olla tapada). Hacer puré los frijoles hasta hacer una pasta.

Añadir y batir con los frijoles:
> **1 taza de harina de trigo integral**
> **1 taza de mermelada de manzana**
> **1/2 taza de polvo de algarroba**
> **1/2 taza de harina de alforfón**
> **1/4 taza de aceite**
> **1 cucharadita de vainilla**
> **1 cucharadita de canela**

1/2 cucharadita de bicarbonato de sosa
1/4 cucharadita de sal

Precalentar el horno a 350°. Verter con una cuchara en un molde de hornear de 9" X 15" bien engrasado. Hornear por 25-30 minutos o hasta que esté firme. Cortar en cuadritos.

Manzanas Horneadas

Tener listo:
4 manzanas, sin el corazón

Calentar el horno a 350°. Cubrir el fondo de un molde para tartas redondo:
1/4 taza de jugo de manzana sin endulzar

Colocar las manzanas en el molde, verter con una cuchara a cada una:
1 cucharadita de jarabe de arce

Hornear al descubierto por 35-40 minutos hasta que estén suave.

Peras Horneadas

Pelar, cortar en mitades y quitar el corazón de:
4 peras firmes

Colocar la parte cortada hacia arriba, en una bandeja para hornear, ligeramente engrasada. Mezclar:
1 cucharadita de vainilla
1/4 taza de malta de cebada

Colocar una cucharada en el centro de cada pera. Rociar con:
1 cucharadita de jengibre molida
1/4 cucharadita de nuez moscada

Vaciar en una bandeja:
1/2 taza de jugo de manzana o pera

Hornear las peras a 350° por 20 ó 30 minutos, hasta que estén tiernas. Servir 2 mitades en un plato, cubriéndolas con jugo de la bandeja.

Cuadros de Avena y Dátil

Rinde 16 cuadritos

Colocar en una batidora y pulverizar:
> **2 tazas de copos de avena**

Mezclar con:
> **1 taza de harina de pastelería de trigo integral**
> **1/4 cucharadita de sal**
> **la cáscara rallada de 1 lima**

Revolver con la avena y la mezcla de harina hasta que se desmenuce:
> **1/3 taza de malta de cebada**
> **2 cucharadas de aceite**

Extender 2/3 de la masa en un molde de 9" X 9", engrasado.

Para la guarnición, combinar en un sartén:
> **1 1/2 tazas de dátiles picados**
> **2/3 taza de agua**
> **una pizca de sal**
> **1/2 taza de malta de cebada**
> **el jugo de 1 lima**

Hervir a fuego lento la fruta en agua hasta que esté suave. Hacer puré con el jugo de lima, sal y dulcificante.

Verter la guarnición de frutas uniformemente, rociar el resto de la masa por encima. Precalentar el horno a 350° y hornear por 35-45 minutos.

Brochetas de Frutas

Rinde 12 brochetas

Tener listo:
3 peras rojas o manzanas
1 melón dulce (blanco y terso)
1/2 piña fresca

Mezclar para una marinada:
1/2 taza de jugo de naranja
1/4 taza de agua
1 cucharadita de jugo de lima

Quitar el corazón de las peras o manzanas sin pelarlas. Cortar en trozos de 1" y marinar para que no se tornen de color dorado. Cortar la piña en cubos. Usar un utencilio par hacer bolas de melón o cortar el melón en trozos. Empapar las frutas en la mezcla de jugos en el refrigerador hasta la hora de servir. Pique las frutas en cada brocheta de madera de 7". Arreglar en un plato o insertar las brochetas en la mitad de un toronja.

Ensalada de Frutas

No preparar con mucha anticipación, ya que las manzanas y plátanos se pueden descolorar.

Rinde 4 tazas

Pelar y cortar en cubitos la naranja sobre un plato hondo para retener todo el jugo.
1 manzana roja mediana, en cubitos
100 gramos de uvas verdes sin semilla, cortadas por la mitad
1 plátano, en rebanadas
1 naranja mediana, sin cáscara y en cubitos

Mezclar bien y servir.

Pastel de Jengibre con Salsa de Lima

Rinde 9 porciones

Combinar:
2 tazas de harina de pastelería de trigo integral
2 cucharaditas de polvo de jengibre
1/2 cucharadita de sal

Añadir:
1/4 taza de melaza
3/4 taza de jarabe de arroz integral

Disolver y añadir por último, batiendo a medida que lo agrega:
1 cucharadita de bicarbonato de sosa en
1 taza de agua hirviendo

Verter en un molde de 9" X 9" engrasado. Hornear en un horno precalentado a 350° por 30-35 minutos hasta que los lados empiecen a separarse del molde. Dejar enfriar, cortar en 9 cuadros. Servir con salsa de lima tibia encima (aparece en la página 174).

Salsa de Lima

Hacer hervir:
1/2 taza de agua
1/2 taza de jarabe de arroz integral

Mezclar juntos:
1 cucharada de fécula de maíz
1/4 taza de agua fría

Añadir lentamente el agua hirviendo a la mezcla de fécula de maíz y luego regresarla al sartén y cocer hasta que se espese, revolviendo constantemente.

Añadir y revolver en la salsa:
2 cucharadas de jugo de lima
2 cucharaditas de cáscara de lima rallada

Compota de Naranja y Plátano

Rinde 2 tazas

Cortar la naranja sobre un plato hondo para retener el jugo. Mezclar las frutas.
1 naranja mediana, sin cáscara y en cubitos
1 plátano mediano, sin cáscara y en rebanadas

Indice